Dem Homöopathen, der mir Heilung und Ziel gab.

Inhaltsverzeichnis

Vorwort

Es gibt einen Mythos in unserer Welt, – den Mythos der unheilbaren Krankheiten.

Jeder Mythos muss sich einmal der Realität stellen, der Mythos der unheilbaren Krankheiten spätestens dann, wenn diese Erkrankung einmal geheilt wurde.

Denn von diesem Moment an, hat er aufgehört zu existieren.

Dennoch existiert der Mythos oft weiter fort, – unberechtigterweise.

Eng gekoppelt an diesen Mythos der unheilbaren Krankheiten ist der Mythos der andauernden Medikamenteneinnahme.

Warum sollte eine Krankheit, die nicht unheilbar ist, dadurch in ihre Schranken gewiesen werden, dass wir Arzneikrankheiten noch zusätzlich ertragen müssen?

Sinnvoller wäre es doch an eine wirkliche Heilung zu denken, oder nicht?

Der gesunde Menschenverstand sagt vielleicht ja, die Realität sieht leider anders aus.

Ich weiß das, da ich mit zumindest einer chronischen Krankheit geboren wurde, die heute keine Rolle in meinem Leben mehr spielt.

Ich sehe noch die vielen Kranken, die in die dermatologische Praxis strömten, in der ich arbeitete, um eine Art Höhensonnenbestrahlung und Cortison zu bekommen, wohl wissend, dass weder das Eine, noch das Andere je zu einer Heilung führen wird.

Meine Schuppenflechte wurde von dem Mann geheilt. dem ich auch meine Einweihung in die Homöopathie verdanke.

Dieser Mann hat, in einer einmaligen Begegnung, mehr für mich getan, als so mancher Mensch, der mich ein Leben lang begleitet hat,

- er gab mir Heilung und eine Vision, was alles möglich ist, wenn wir einfach heilen.

Mögen auch Sie einen solchen Menschen in Ihrem Leben kennen lernen,
alles Liebe für Sie

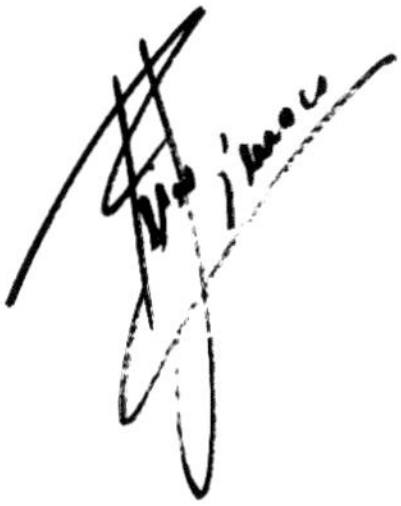

1 Was sind chronische Krankheiten?

1.1 Geburt

»Er ist viel zu klein!«

»Er ist viel zu schwach!«

»Wir wissen nicht ob er überleben wird!«

»Was hat er da für ein seltsames Mal auf seinem Fuß?«

Chronische Krankheiten kommen nicht einfach so, aber manchmal wird man mit Ihnen geboren.

Chronische Krankheiten sind oft genug ein Ausdruck, dass etwas tief im Organismus falsch läuft, dass der Organismus nicht zufrieden ist mit dem, was oder wie er ist. Manchmal schon von Geburt an.

Manch einer von uns wurde mit einem Makel geboren, manch einer von uns begann sein Leben mit einem Kampf, der kaum zu gewinnen war.

Für manch einen von uns war der erste Atemzug der Beginn eines Ringens um Luft, das kaum zu beschreiben ist. Die Lungen wollen sich nicht mit Atemluft füllen. Der lebensnotwendige Sauerstoff gelangt nicht in unser Blut. Es gibt Medikamente, die uns helfen, ein Leben in tolerablen Grenzen zu führen, aber heilen können sie uns nicht.

Manche von uns werden Zeit ihres Lebens um Atem ringen.

Für manch einen von uns war es schwer, die Dinge zu verdauen, die uns eigentlich ernähren sollten. Muttermilch. Der erste Brei. Das erste Gemüse. Und dann begann sie, die chronische Unverträglickeit. Und nie mehr werden wir Nahrung zu uns nehmen können, ohne dass sie uns Schwierigkeiten macht. Es gelingt uns, uns damit zu arrangieren, aber es wird nie etwas Normales sein, zu essen.

Manche von uns werden Zeit ihres Lebens hungern.

Manche von uns beginnen ihr Leben mit einer Hauterscheinung, die erst harmlos, später den ganzen Körper überzieht. Wir kennen nicht den Segen, ohne Jucken ins Bett zu gehen. Ohne zu Kratzen bis es blutet. Die Haut, die Zärtlichkeiten empfangen kann, ist rau, rissig, blutig, schorfig, krustig. Sie hindert uns auf normale Weise Zärtlichkeiten zu empfangen. Cremes werden unsere ständigen Begleiter. Erst ganz harmlose, später Cortison. Die Haut wird dadurch sauber, aber auch immer dünner.

Manche von uns werden nie auf normale Weise Zärtlichkeiten austauschen können.

Diese Beispiele zeigen vielleicht, wieso manche Menschen zu folgenden Haltungen kommen konnten:

- Chronische Krankheiten sind ein Kampf, gegen oder mit einem Gegner, der den Organismus immer wieder schlägt.
- Chronische Krankheiten zwingen dazu Medikamente zu nehmen, oft ein Leben lang.
- Chronische Krankheiten zwingen zu Operationen, weil man sie sonst nicht besiegen kann.
- Chronische Krankheiten kann man nicht besiegen, man kann nur lernen mit ihnen zu leben.

Ein Leben lang.

Diese oder ähnliche Gedanken mögen vielleicht auch Sie bewegen, wenn Sie dieses Buch in den Händen halten.

Sind all die Gedanken tatsächlich wahr?

1.2 Kindheit

Es zieht schrecklich. Stimmen waren überall. Die Ohrenschmerzen waren unerträglich. Ich wimmerte vor mich hin, versuchte einzuschlafen, doch es gelang mir nicht.

Wenn nur nicht diese Kälte wäre, und diese Stimmen!

Die Tür öffnete sich: »Wie geht es Dir?«, fragte sie.

»Schlecht, wann hört das endlich auf?«

»Ich weiß es auch nicht. Versuch ein bisschen zu schlafen.«

Sie gab mir noch ein wenig von dem eklig schmeckenden Saft.

Die Tür schloss sich wieder.

Wieder allein in der Kälte. Laute Stimmen an meinem Ohr, die klirrend klangen. Ich versuchte mich einzumummeln, damit die Kälte mich nicht erreichen konnte.

So kalt. So laut.

Ich schlief ein.

Chronische Krankheiten zeigen sich nicht immer als chronische Krankheiten. Manche haben die Tendenz lange Zeit von der Oberfläche zu verschwinden, bis sie sich, oft im Gewand akuter Erkrankungen, wieder bemerkbar machen. Zweifel, ob es sich um eine echte akute Erkrankung handelt, sollten Sie haben, wenn die Zeit, die die akute Erkrankung zur Genesung braucht, 3 Tage überschreitet, bei älteren Leuten oder Menschen mit geschwächtem Immunsystem 4 – 5 Tage.

Sie merken auch, dass Antibiotika, wie in diesem Fall, nicht viel helfen. Sobald Sie die Antibiotika absetzen, kommt die Erkrankung wieder zurück.

Antibiotika mögen bei akuten Erkrankungen eine Hilfe sein, bei chronischen Krankheiten sind sie es nicht.

Das Drei-Tage-Fieber, das Sie bei vielen Kindern beobachten können, ist ein guter Maßstab. Drei Tage hohes Fieber, danach geht es dem Kind wieder gut. Aber halt!

Am Ende zeigt sich meist ein Hautausschlag oder eine Hautrötung, als ob der Körper etwas loswerden wollte.

Unsere Vorfahren teilten die Welt in drei Gesetze ein:

1. Gesetz der Anziehung
2. Gesetz des Ausgleiches
3. Gesetz der Abstoßung

Genau das erleben Sie auch im Drei-Tage-Fieber.

1. Der erste Tag wird regiert vom Gesetz der Anziehung. Der Körper sammelt alles, was er verarbeiten und verbrennen möchte. Alle Schlacken oder unverarbeiteten Materialien werden gesammelt.

2. Am zweiten Tag wird das alles verarbeitet, das heißt, dass hier das Fieber am höchsten ist, weil alles, was zuvor gesammelt wurde, jetzt im Fieber-Feuer verbrannt wird.
3. Am dritten Tag lässt das Fieber nach, und alles, was nach der Verbrennung noch übrig geblieben ist, wird über die Haut wieder ausgeschieden. Dadurch kommt es zu gesundem Schweiß und Hauterscheinungen.

Erstaunlicherweise konnte sogar festgestellt werden, dass der Organismus in der dritten Phase Hilfe von Mikroorganismen braucht, die ihm helfen die Abfallprodukte zu kompostieren.

Also stellt er Bakterien her, die ihm bei der Arbeit behilflich sind. Die Bakterien verstoffwechseln den angefallenen Müll, um ihn für den Organismus besser ausscheidbar zu machen. Vielleicht können Sie sich vorstellen, warum Antibiotika hier nicht helfen.

Je mehr dieser für den Organismus hilfreichen Erreger getötet werden, umso mehr bleibt der Müll, der eigentlich verarbeitet werden soll, liegen.

Hat die Wirkung der Antibiotika endlich nachgelassen, produziert der Organismus schnell wieder neue Erreger, um die Arbeit wieder in Angriff zu nehmen. Schon haben Sie eine Rückkehr der alten Symptome, für die Sie wieder Antibiotika bekommen.

Wenn Sie dieses Prinzip des Drei-Tages-Fieber verstanden haben, ist das Verständnis einer chronischen Erkrankung nicht mehr schwer, denn alle chronischen Krankheiten laufen nach den gleichen Prinzipien ab.

Hinter allen chronischen Krankheiten steckt das Muster des Drei-Tages-Fiebers.

Nicht alle Bakterien sind schlecht! Manche helfen uns sogar dabei gesund zu werden.

1.3 Schulzeit

Das Schlucken ist unsagbar schmerzhaft. Ich pule ein Loch in die Tapete, um mich abzulenken. Das Fieber lässt alles um mich her in einem Nebel erscheinen. Ich möchte trinken, aber das Schlucken fällt mir schwer. Vor allem wenn ich geschlafen habe, ist das

Schlucken eine Qual. Der erste Schluck ist, als würde ich über Messer schlucken müssen. Ich versuche ihn zu vermeiden, den ersten Schluck, aber er lässt sich nicht unendlich hinauszögern.

Jetzt! Ich könnte schreien vor Schmerz, aber das würde es nur noch schlimmer machen. Stattdessen steigen mir die Tränen in die Augen.

Wann ist das endlich vorbei?

Chronische Krankheiten kommen nicht einfach so.

Dennoch sind sie oft genug da.

Woher kommen sie?

Wie sind sie entstanden?

Geschehen Sie als Strafe?

Als Böswilligkeit?

Chronische Krankheiten sind ein Fluch. Man möchte sie loswerden, doch sie haften an einem.

Neben den ererbten chronischen Krankheiten, erleben wir auch die erworbenen. Im Unterschied zu den ererbten chronischen Krankheiten, den Krankheiten, die schon unsere Eltern oder Großeltern, unsere Verwandten mit sich trugen, haben die erworbenen direkt mit unserem Leben zu tun.

Dabei kann eine chronische Krankheit verschoben werden, oder eine lange Pause nehmen, sodass wir nicht direkt erkennen können, dass sie mit der Krankheitsepisode, die uns vorher plagte in direktem Zusammenhang steht.

Oftmals bricht sie mit unvermittelter Gewalt wieder hervor, als hätten alle Therapien nichts an ihrem Da-Sein ändern können.

Erschwert wird es dadurch, dass die Krankheitsphasen in der Schulmedizin unterschiedliche Namen (Diagnosen) bekommen, weshalb eine Zuordnung besonders schwer fällt.

Würde man in der Schulmedizin die Erkrankungen nach ihren Heilmitteln klassifizieren, so wäre es wieder einfacher:

Es gäbe Antibiotika-Krankheiten, Kortison-Krankheiten usw.

Diese Form der Einteilung sagt Ihnen, dass hinter den scheinbaren Unterschieden Gemeinsamkeiten am Werke sind, die durch die Wahl der Arzneimittel ausgedrückt werden.

Alles, was mit Antibiotika behandelt wird, hat mit einer erregerbedingten Entzündung zu tun.

Das heißt, dass die Mittelohrentzündung aus dem Abschnitt 1.2 on page 2 das gleiche Prinzip trägt, wie die Krankheit in diesem Abschnitt, – beide Erkrankungen können schulmedizinisch mit Antibiotika behandelt werden, gehören also zu den erregerbedingten Entzündungen.

Die Naturheilkunde und die Homöopathie haben ein anderes Klassifizierungsschema, als die Schulmedizin, weshalb manchmal die Kommunkation ein wenig erschwert ist.

Was wir hier lernen können, ist:

Chronische Krankheiten können sich an verschiedenen Orten äußern, aber dennoch die gleichen Prinzipien beinhalten.

Dennoch ist die Verschiebung für uns von großer Wichtigkeit, da sie uns erzählen kann, ob unsere Erkrankung »erregerbedingte Entzündung« an Stellen rutscht, die für den Organismus gefährlicher werden. So kann eine »erregerbedingte Entzündung« am Ohr zwar sehr weh tun, wenn sie sich aber in Richtung Gehirn entwickelt, ist der Schaden für den Menschen erheblich größer.

Aus diesem Grunde berücksichtigen wir nicht nur die Art einer chronischen Erkrankung, sondern auch den Ort, an dem sie sich niederlässt.

Chronische Krankheiten werden nach Art und Ort klassifiziert.

Zwischen dem Wechsel des Ortes findet sich oft eine Zeit der Beschwerdefreiheit, die wir für scheinbare Gesundheit halten, aber in Wirklichkeit bereitet der Organismus nur einen Wechsel des Ortes oder der Beschwerden vor.

Chronische Krankheiten können Phasen ohne Symptome haben, dennoch sind sie nicht geheilt.

Die Schlussfolgerung, die Sie daraus ziehen können ist, dass auch Beschwerdefreiheit keine Garantie für Heilung ist.

Beschwerdefreiheiheit ist keine Garantie für Heilung.

Die Frage, die sich uns stellt ist also:

Ist die Erkrankung im Abschnitt 1.2 on page 2 schwerer oder leichter als die Erkrankung, die Sie zu Beginn dieses Abschnittes kennen lernten?

Ist die vorherige Erkrankung leichter als die Erkrankung aus diesem Abschnitt, sprechen wir von Unterdrückung oder von Fortschreiten der chronischen Erkrankung, ist die vorherige Erkrankung schwerer, sprechen wir von Heilung.

Chronische Krankheiten pendeln zwischen Unterdrückung / Fortschreiten und Heilung.

Wenn Sie chronische Krankheiten heilen wollen, interessiert Sie natürlich der Aspekt der Heilung besonders, aber Sie sollten auch den anderen Aspekt kennen, denn viele scheinbare Heilungen münden in Unterdrückungen und haben zwischendurch eine Zeit ohne Beschwerden, die Sie für Gesundheit halten.

1.4 Pubertät

Ich bin im Urlaub, die Sonne scheint. Es ist wunderbar warm.

Im Waschraum sehe ich sie das erste Mal: Pickel.

Meine ganze Stirn ist voll davon, mein Nacken auch. Manche tun weh.

Schöner werde ich dadurch sicher nicht.

»Die Sonne holt das nur raus, mach Dir keine Sorgen.«

Doch die Sonne holte nicht nur raus. Die Pickel bleiben. Begleiten mich über Jahre, die mir wie Jahrzehnte vorkommen. Ich werde immer schüchterner, gehemmter, traue mich nicht mehr auf die Straße zu gehen.

Denke nur an den Makel auf meiner Stirn. Keiner hat das so schlimm.

Ich fühle mich wie aussätzig.

Viele chronische Krankheiten werden durch hormonelle Veränderungen besser oder schlechter. Manchmal tauchen sie auch erst mit den hormonellen Veränderungen auf.

Chronische Krankheiten können durch hormonelle Umstellungen beeinflusst werden.

1.5 Studium

Es begann mit Veränderungen auf den Handinnenflächen, die man für Pilze hielt. Die Hände waren verhornt, als hätte ich schwer gearbeitet. Sie platzten immer wieder auf. Die aufgeplatzten Stellen fühlten sich wie Schnitte an.

Erst Heilsalben, dann Pilzsalben, dann Kortison-Salben.

Nichts half.

Irgendwann heilten die Handflächen ab.

Im Praktikum begann ich dann zu zittern. Ich schaffte es nicht, die Flüssigkeit in die Reagenzgläser zu träufeln.

Jemand anderes musste es für mich machen.

Auch wenn ich meine Hand mit der anderen festhielt, konnte ich das Zittern nicht verhindern. Mein Vater hat so eine ruhige Hand, und ich zittere wie Espenlaub.

Ein Chirurg schlug mir vor, einen Teil der Nerven rauszunehmen, »dann wird das schon wieder«.

Operation an meinen Nerven?

Niemals!

Mein Großvater war Alkoholiker, der zitterte auch immer so.

Ob das etwas damit zu tun hat?

Chronische Krankheiten können weitervererbt werden, oftmals sogar in dem Stadium, in dem sie zuletzt gewesen sind, und das ist oft kein sehr gutes, da chronische Krankheiten die Tendenz haben immer schlechter zu werden.

Wie wär's, hätten Sie gerne ein Stückchen des Alkoholismus des Großvaters, oder ein bisschen vom Wahnsinn der Großmutter?

Wie wär's mit ein bisschen Krebs von Onkel Willy oder dem Heuschnupfen von Tante Bertha?

Sie halten das für Unfug?

Dann besuchen Sie doch unsere Praxis oder lesen die Fußnote![1]

---

[1] Der Grund, warum einige Frauen einen Krebs des Muttermundes bekommen und andere nicht, ist ein wenig klarer durch die Forschungen in Schweden geworden. Wie so oft liegt die Antwort in den Genen.

Wissenschaftler wissen sei einigen Jahren, dass Krebs des Gebärmuttermundes sexuell durch einen Virus, dem humanen Papillomvirus (Human Papilloma Virus = HPV) übertragen werden kann, man nimmt an, dass die Rolle bis zu 95% stark ist, die die Viren spielen.

Die humanen Papillomviren bilden eine Gruppe von DNA-Viren, die in mittlerweile mehr als 150 verschiedene Typen eingeteilt werden. Sie befallen so genannte Epithelzellen der Haut oder verschiedener Schleimhäute und verursachen bei den infizierten Zellen ein unkontrolliertes tumorartiges Wachstum. Die Tumoren sind meist gutartig und führen zur Warzenbildung an der betroffenen Haut- oder Schleimhautstelle (dem Ort der

Infektion). Wenn die Infektion im Genital- oder Analbereich erfolgt (i. d. R. durch Geschlechtsverkehr), dann kommt es zur Bildung von Genitalwarzen (z. B. Feigwarzen). Einige HPV-Typen können jedoch auch bösartige Veränderungen hervorrufen, insbesondere Gebärmutterhalskrebs (Zervixkarzinom) bei der Frau, sowie vermutlich auch einen erheblichen Teil der Scheiden-, Penis- und Anal-Karzinome. Besondere Probleme stellen die durch die Viren verursachten Entartungen bei unkontrolliertem Wachstum dar; zum Beispiel wenn die Körperabwehr durch eine andere Erkrankung geschwächt ist.

Die große Frage, die aber nie eindeutig geklärt werden konnte ist, warum nur so wenige Frauen, bei denen dieser Virus nachgewiesen werden kann eine Tumor-Erkrankung bekommen, denn die meisen bleiben krebsfrei.

Eine große Studie in Schweden, die im »Scientific journal Nature« veröffentlicht wurde, fand heraus, dass diese Erkrankungen sich auf bestimmte Familien konzentrieren. Die epidemiologische Studie fand heraus, dass Frauen, deren Mütter oder Schwestern Gebärmutterhalskrebs hatten, eine doppelt so große Wahrscheinlichkeit hatten, selbst zu erkranken.

Ulf Gyllensten, an der Uppsala Universität, fand heraus, dass auch Frauen, deren Vaters Mutter erkrankt war, eine höher Krebshäufigkeit aufwiesen.

Das bedeutet, dass das Virus nicht während der Schwangerschaft oder der Geburt übertragen wird, sondern dass die Frauen die Empfänglichkeit für diese Art von Krebserkrankungen von ihren Großmüttern egal welchen Elternteils erben.

In einem Filmbeitrag der BBC, welcher in der deutschen Fassung unter dem Titel »Gedächtnis der Gene« ausgestrahlt wurde, wird die revolutionäre Entwicklung in der Genetik deutlich.

In jedem Menschen steckt ein Vermächtnis aus dem Leben seiner Vorfahren. Vergangene und zukünftige Generationen sind so miteinander verbunden, wie wir bisher nie für möglich gehalten hätten. War die Großmuter einer Umweltbelastung ausgesetzt, so werden die Enkel krank, obwohl sie mit dem Schadstoff selbst nie in Berührung kamen und vererben es an ihre Kinder weiter. Es sind nicht nur die Gene, sondern auch die Umwelt, in der die Vorfahren lebten, welches die Gesundheit der Nachkommen beeinflusst, ebenso wie die Ernährungslage der Vorfahren und ob und welchem Stress sie ausgesetzt waren. Das Bild vom Band zwischen den Generationen kann sich dadurch grundsätzlich ändern. Die Umwelt, die wir erleben, wird zum Erbe für unsere Kinder und Enkel. Ansätze wie diese, stellen die ganze Vererbungslehre auf den Kopf. Bislang geht es in der Vererbungslehre nur um die Gene, die DNA-Sequenz. Prof. Marcus Pembrey (University College London) zählt zu der kleinen Schar von Wissenschaftlern, die gerade an den Grundfesten der Genetik rütteln. Sie glauben, dass sich das Leben unserer Eltern, Großeltern und sogar unserer Urgroßeltern ganz direkt auf unsere Gesundheit auswirken kann und zwar selbst, wenn wir ganz anders leben als unsere Vorfahren.

Prof. Marcus Pembrey hatte immer wieder mit Familien zu tun, die Krankheiten aufwiesen, die normalerweise auf chromosomale Fehlbildungen zurückzuführen waren. Untersuchte er die Chromosomen, so waren diese aber normal. Vor allem eine Krankheit beschäftigte ihn, das Angelman-Syndrom. Es ist nach Harry Angelman benannt, einem Kinderarzt, der dieses Leiden zum ersten Mal beschrieb. Er nannte sie glückliche Marionetten-Kinder und das trifft genau die Symptome. Ihre Bewegungen sind ruckartig, vor allem beim Gehen. Diese Kinder sprechen nicht, haben beim Lernen große Schwierigkeiten, sind aber sehr fröhlich. Sie lächeln die ganze Zeit. Die Ursache der Krankheit ist eine genetische Anomalie. Bei Chromosom 15 fehlt eine wichtige Sequenz in der DNA. Dann stieß Pembrey auf ein Paradoxon. Dieselbe fehlende Sequenz von Chromosom 15 war mit einer ganz anderen Krankheit in Verbindung gebracht worden, die vor allem geistig zu viel weniger schweren Behinderungen führt, dem Prader-Willi-Syndrom. Diese Kinder sind bei der Geburt sehr muskelschwach. Sobald sie dann aber zu essen anfangen, haben sie einen unersättlichen Appetit und werden sehr korpulent. Anscheinend werden hier zwei unterschiedliche Krankheiten durch ein und denselben genetischen Fehler verursacht. Daraufhin suchte Pembrey nach einem Muster, nach dem diese beiden Krankheiten vererbt wurden. Er wurde fündig. Ausschlaggebend war die Herkunft des Chromosom 15, bei dem die Sequenz fehlte. Kam sie vom Vater führte dies zum Prader-Willi-Syndrom, kam sie von der Mutter, führte dies zum Angelman-Syndrom.

Als ob die Gene wüssten, woher sie stammten.

Pembrey vermutete eine Prägung der Gene durch das Spermium oder die Eizelle, so dass praktisch bestimmte Gene abgeschaltet werden. Für ihn wurde offensichtlich, dass mehr vererbt wird als nur die codierte Sequenz der DNA. Der unterschiedliche Ausdruck eines Genes oder einer Genregion in Abhängigkeit von ihrer männlichen oder weiblichen Herkunft nennt man genomisches Imprinting. Gene erinnern sich daran, woher sie kommen, sie haben ein Gedächtnis. D.h. bei der Vererbung geht es nicht nur um die Gene, die vererbt werden, sondern auch darum, ob diese Gene an- oder ausgeschaltet sind. Man kann sich das bildlich wie beim Lichtschalter vorstellen. Ist der Schalter an, ist das Licht an. Ist das Gen eingeschaltet, ist es aktiv und die Zelle führt eine bestimmte Aufgabe aus. Ist es ausgeschaltet, hat es keinen Einfluss. Die Schalter der Gene stehen auf ein oder aus, erst das gibt den Zellen ihre Identität. Das die Gene an oder ausgeschaltet werden können nennen die Forscher inzwischen Epigenetik. Der Stoff der dabei als Schalter fungiert, ist eine Methylgruppe, die an den DNA-Baustein Cytosin gehängt wird. Es gibt die unterschiedlichsten Schalterkombinationen. Das Entschlüsseln des Human-Genoms war deshalb nicht der krönende Abschluss der genetischen Forschung, sondern nur der erste Schritt.

Wenn die Schalter nun bei der Vererbung von so großer Bedeutung sind, wodurch werden sie dann betätigt?

So wurde beispielsweise beobachtet, dass bei einer künstlichen Befruchtung das Beckwith-Wiedemann-Syndrom 4% häufiger vorkommt. Kinder mit dieser Krankheit sind bei der Geburt ziemlich schwer, ihre Zunge ist zu groß und sie bekommen oft schon in den ersten Lebensjahren Krebs. Bei einer künstlichen Befruchtung befindet sich der Embryo in einer Petrischale und wird manipuliert. Der Aufenthalt des Embryos außerhalb seines natürlichen Umfeldes scheint Einfluss auf die Gene zu haben. Bestimmte Gene werden ausgeschaltet.

In Tierversuchen zeigte Prof. Wolf Reik (Babraham Institute, Cambridge), dass, wenn er einen Mausembryo in einer Petrischale platziert, dessen epigenetischen Schaltstellungen verändert wurden. Bestimmte Gene wurden ausgeschaltet. Doch das war nicht alles. Die epigenetischen Veränderungen wurden aber in der nächsten Generation nicht wieder rückgängig gemacht, sie ließen sich auch beim Nachwuchs feststellen. Das bedeutet, die Gene sind keineswegs in den Zellen weggeschlossen.

Eine einzige grundlegende Veränderung im Umfeld eines Lebewesens konnte die Gene verändern und diese Veränderung war vererbbar.

Wird die Erinnerung, an alles was uns widerfährt an die nächste Generation weitergegeben?

Können all unsere Erlebnisse sich auf unsere Kinder und Enkel auswirken?

Sorgt das genomische Imprinting für die Anpassung von einer Generation an die nächste?

Die Pychologin Rachel Yehuda (Mount Sinai School of Medicine, New York) untersucht wie Menschen auf Stress regieren. Sie sagt: »Ich ahnte nicht, dass Stress generationsübergreifend wirkt, bis wir eine Klinik für Holocaust-Überlebende eröffneten.« Während sie die Stress-Symptome ehemaliger KZ-Insassen behandelte, stellte sie fest, dass auch deren Kinder sehr häufig an Stress litten. Zunächst dachte die Psychologin, dass käme daher, weil die Kinder immer wieder mit den Schilderungen ihrer Eltern konfrontiert wurden und mit den Stresssymptomen ihrer Eltern fertig werden mussten.

Zur gleichen Zeit wollte Prof. Jonathan Seckl (University of Edinburgh) wissen, wie sich Stress auf schwangere Frauen auswirkte und ob sich Stresssymptome auf die Kinder vererbten. Er behandelte zunächst trächtige Ratten mit Stresshormonen, um zu sehen, ob dies auf ihren Nachwuchs wirkte. Er fand heraus, dass die Tiere der folgenden Generation ganz anders auf Stress reagierten und dass sie Angstsymptome zeigten. Um festzustellen, ob die Gene von den Veränderungen betroffen wären, lies er auch die zweite und dritte Generation sich fortpflanzen. Diese Nachkommen zeigten ebenfalls abnormale Stressreaktionen. Für Seckl gab es nur eine Erklärung.

Der Stress legte einen genetischen Schalter um und diese Veränderung wurde weiter vererbt.

Als am 11. September 2001 durch terroristische Anschläge zwei Flugzeuge das World TradeCenter zum Einsturz brachten, entwickelten etliche eine posttraumatische Belastungsstörung. Bei besonders traumatischen Erlebnissen produziert die Nebennierenrinde Cortisol. Dieses Hormon hilft dem Organismus mit Stress fertig zu werden. Bleibt der Cortisolspiegel zu niedrig, kann ein Mensch nur schlecht mit der Belastung umgehen, und entwickelt am ehesten die posttraumatische Belastungsstörung (PTSD) Yehuda und Seckl wollten wissen, ob die posttraumatische Belastungsstörung weiter vererbt wurde. Sie fanden fast 200 schwangere Frauen, welche die Anschläge teilweise sogar in den Zwillingstürmen miterlebt hatten. Von ihnen hatte die Hälfte eine posttraumatische Belastungsstörung. Proben ergaben, dass der Cortisolwert in ihrem Speichel nicht stimmte. Ganz erstaunlich war, dass es bei ihren Babys genauso war, und das vor allem, wenn die Schwangere das Trauma im letzten Drittel der Schwangerschaft erlebt hatte. Im ersten oder zweiten Drittel der Schwangerschaft wirkte es sich weniger auf die Cortisolwerte der Babys aus. D.h. es geht hier nicht nur um Genetik, hier wurde eine Belastung in der späten Phase der Schwangerschaft weitervererbt.

Die Symptome der Mutter wirkten sich ganz eindeutig auf die Entwicklung des Cortisolsystems bei ihrem Kind aus.

So ist es auch zu verstehen, dass die Kinder von Holocaust-Überlebenden Stresszustände entwickeln unabhängig, ob ihnen die Eltern von ihrem Trauma berichten oder nicht. Prof. Lars Olov Bygren (Karolinska Institutet, Schweden) und Pembrey überprüften generationsübergreifend den Zusammenhang zwischen Hungersnöten und Diabetes. Sie sahen sich die Ernährung von Großmüttern und Großvätern an, und zwar von dem Augenblick, an dem sie gezeugt wurden bis zum Alter von 20 Jahren und stellten fest, dass die Ernährungslage der Großeltern Auswirkungen auf die Gesundheit ihrer Enkelkinder hat. Dabei bemerkten sie, dass die genetische Veränderung nur in bestimmten Lebensabschnitten Auswirkungen auf die nächsten Generationen hatte, und zwar in den besonders kritischen Phasen der Entwicklung. Der Zeitpunkt, an der sich eine Hungersnot auf dessen Nachkommen auswirkte, war bei Großmutter und Großvater nicht der gleiche.

Das Genmaterial der Großmütter schien gefährdet, solange sie noch selbst im Leibe ihrer Mütter waren. Beim Großvater wurde eine Hungersnot dagegen kurz vor der Pubertät zur Gefahr für die Gene.

Chronische Krankheiten können weitergegeben werden.

1.6 Vorklinik

Ich bin unglaublich verliebt.

Der erste gemeinsame Urlaub – wird zur Katastrophe.

Emotional, finanziell, und für die Liebe ein Aus.

Am Ende bin ich froh, dass ich wieder nach Hause darf. Am liebsten ohne sie.

Aber ich habe ein Mitbringsel im Handgepäck, was mich einige Jahre an diesen Urlaub erinnern wird.

Eine Schuppenflechte.

Sie begann ganz harmlos. Erst juckte es am Hinterkopf und über den Augen.

Dann fing das Brustbein an.

Später kratzte ich so stark, dass es anfing zu bluten.

Als ich das erste Mal auf einem blutigen Kopfkissen aufwachte, packte mich das Entsetzen.

Die dermatologische Klinik war nicht weit. Dort erklärte man mir, dass ich Schuppenflechte hätte.

Aber das sei kein Problem, es gäbe ja Cortison.

Freudig rieb ich die Schuppenflechte damit ein, nur um am nächsten Morgen ohne Haare an dieser Stelle aufzuwachen.

Die Schuppenflechte leuchtete kreisrund und rot.

Und ich wusste, – Cortison ist keine Lösung.

Das zeigte, dass eine Hungersnot sich bei den Ahnen in der Phase der Herausbildung der Eizellen und Spermien gesundheitlich negativ auswirkt. Informationen aus der Umwelt wurden Eizelle und Spermien als Zeitpunkt ihrer Entstehung als Prägung quasi aufgestempelt. Hier wird deutlich, wie Umwelteinflüsse vererbt werden.

Entscheidend ist der Augenblick, in dem Eizelle und Spermium gebildet werden. Man kann die Gene nicht von den Umwelteinflüssen trennen, sie sind unmittelbar miteinander verbunden.

(Quelle: diverse Stellen im Internet)

Wie sich ein junger Mensch fühlt, der sich noch nicht seiner inneren Werte bewusst geworden ist, und dessen äußerer Körper solch einen Makel an sich trägt, brauche ich, glaube ich, niemandem zu erklären.

Die Vor-Klinik wurde für mich zur Vor-Hölle und ich arbeitete, stets bedacht meinen Hinterkopf zu verbergen.

Ich suchte nach Heilung, fand aber keine.

1.7 Klinik

> *»Ja, meine Herren«, sagte der Oberarzt und baumelte mit seinen viel zu kurzen Beinen auf dem Tisch sitzend. Arrogant. Herablassend. Hochnäsig. »Sie sind soeben auf einen Simulanten hereingefallen!«*
>
> *Man hätte eine Stecknadel fallen hören können, wenn es hier Stecknadeln gegeben hätte.*
>
> *Die Gesichter meiner Mit-Studenten, die 100te von Diagnosen herausbringen konnten, wenn es darauf ankam, waren unerträglich starr und still geworden.*
>
> *»Lügen haben kurze Beine«, dachte ich und schaute auf die baumelnden Beine unseres Oberarztes, der lächend auf uns herabsah.*

Am gleichen Abend noch hatte ich Nachtwache auf genau der Station, auf der wir heute den »Simulanten« untersucht hatten. Ich machte meine übliche Runde, es war die erste Nacht eines Zyklus von fünfen. Es gab viele Schwerkranke auf dieser Station, mit allen wollte ich zumindest ein paar Worte gewechselt haben, damit sie wissen, wer sie durch die Nacht geleitet.

Vor seinem Zimmer zögerte ich. »Vielleicht erkennt er mich ja gar nicht wieder!«

Ich ging mit meinem typischen, aufgesetzten Schwung in das Krankenzimmer. Er war alleine. Ich stellte mich vor.

Er fragte: »Waren Sie nicht bei den Studenten, die mich heute untersucht haben? Was ist dabei herausgekommen? Ich weiß immer noch nichts?«

Ich ahnte, dass das ein längeres Gespräch werden würde und sagte, dass ich zurückkäme, wenn ich meine Runde beendet hätte.

Einige Zeit später saß ich wieder an seinem Bett.

Er begann zu erzählen:

»Das erste Mal hatte ich diesen Durchfall vor 3 Jahren, er kam ganz plötzlich. Überraschte mich aus dem Nichts heraus. Ich arbeitete damals für das Militär, und so kam es, dass ich im Militärkrankenhaus in Koblenz durchgecheckt wurde.

Es konnte nichts gefunden werden. Auch sämtliche Tropenerkrankungen wurden ausgeschlossen. Das einzige, was mir damals auffiel war, dass bevor es zu diesem Durchfall kam, ich Schmerzen am großen Zeh hatte.«

»Haben Sie das den Ärzten erzählt?«

»Ja, aber dem hat keiner Beachtung geschenkt. Ein Jahr später hatte ich die gleiche Episode noch einmal. Da ich wollte, dass man diesmal herausfand, was ich habe, bin ich bereits ins Krankenhaus gegangen, als ich die Schmerzen am großen Zeh wieder bekam. Man hielt mich zwar für verrückt, da ich ja noch keinen Durchfall hatte, aber auf diese Weise konnten schon Stuhlproben abgenommen werden, bevor es zu diesem Durchfall kam. Pünktlich kam der dann auch, dauerte drei Tage, dann war der Spuk vorbei.«

»Haben die Stuhlproben diesmal etwas ergeben?«

»Nein, Fehlanzeige. Man konnte wieder nichts feststellen, und nach drei Tagen bin ich entlassen worden. Als ich in diesem Jahr wieder die Schmerzen im großen Zeh hatte, bin ich direkt hierher. Ich dachte, eine Uniklinik ist bestimmt viel besser ausgerüstet als die anderen Krankenhäuser, deshalb hab ich mich hierhin einweisen lassen. Jetzt warte ich auf meine Untersuchungsergebnisse.«

Er unterbrach sich, nur um erneut anzusetzen.

»Wissen Sie was das Schlimmste ist? Mit meinem Durchfall kann ich leben, er kommt einmal im Jahr und ist nach drei Tagen wieder vorbei. Viel schlimmer ist, dass ich den Leuten am Gesicht ablesen kann, dass sie mich für einen Simulanten halten. Ich hoffe, dass diesmal etwas gefunden wird.«

»Wurde nicht«, entgegnete ich »und auch hier hält man Sie für einen Simulanten.«

Ich saß im Schwesternzimmer und dachte nach.

Ich muss ein sehr betrübliches Gesicht gemacht haben, denn eine Patientin, die auf dem Flur spazieren ging, sah mich, fragte, ob sie sich zu mir setzen könne und betrachtete mich.

Ich begann die ganze Geschichte zu erzählen, ohne mir Gedanken über die Konsequenzen und einen möglichen Schweigepflichtsbruch zu machen.

»Ich kenne da jemanden, der Ihrem Patienten helfen könnte.«

»Wie bitte?«

»Ja, Sie sagen doch, dass eine eigentümliche Symptomatik dem Durchfall vorangeht, das ist genau das, wonach mein Homöopath immer sucht.«

Sie erklärte mir die Vorgehensweise der Homöopathie und dass Ihr Homöopath jetzt Medizin studieren würde, er sei Heilpraktiker, habe keine funktionstüchtigen Nieren mehr, und und und ...

Ich beschloss mich näher über die Homöopathie zu informieren.

Der Erste an den ich mich wandte. war mein diensthabender Arzt.

Wir plauderten ein wenig, und ich versuchte ein wenig mehr über Homöopathie zu erfahren.

Er erzählte mir, dass man Untersuchungen in dieser Klinik gemacht hätte, aber man hätte nicht mehr als einen Placebo-Effekt[2] nachweisen können.

Auch diesem Arzt glaubte ich nicht.

Ich erinnerte mich an dem Oberarzt mit den kurzen Beinen.

Dieser hatte eine lange Nase.

Ich musste unbedingt nachdenken.

1.8 Homöopathie

Der Homöopath wohnte nicht pompös, er wohnte nicht bescheiden, aber er war der beeindruckendste Mann, der mir seit Beginn des Medizinstudiums begegnet ist.

Der Homöopath erzählte mir von seinen Erfahrungen mit der Homöopathie, mitreißend, spannend, informativ, ehrlich.

Wenn es in der gesamten Medizinwelt einen Menschen gab, der mich inspirierte und faszinierte, war es dieser.

Er gab mir mein erstes Repertorium, den Erbe-Kent, und eine lange Liste von homöopathischen Büchern, die ich zu lesen hatte.

Ich las sie alle, ohne Ausnahme, die meisten mehr als einmal. Und ich begann zu repertorisieren und begann mit der Homöpathie zu experimentieren.

[2] Placebo-Effekt nennt man die Wirkung einer Pille oder ärztlichen Tätigkeit, die eigentlich keine Wirkung hat. Die wahrscheinlich extremste Form von Placebo-Wirkung wurde an einer Klinik praktiziert, nachdem man feststellen konnte, dass Menschen mit Herzerkrankungen sich dadurch besser fühlten, wenn man das Herz »operiert« hatte, das heißt man hat nur den Brustkorb geöffnet und wieder geschlossen. Dennoch war die Herzleistung bei vielen Patienten nach der Operation besser als vor der Op.

Viele wurden geheilt.

Auch ich.

Verwundert es da, dass ich verstand:

Homöopathie kann chronische Krankheiten heilen.

1.9 Die ersten Schritte in eine neue Welt

Ich heilte ein Augengeschwür, das niemand heilen konnte mit Mercurius corrosivus.

Ich heilte einen Morbus Crohn mit dem gleichen Mittel.

Ich heilte eine Sehnenscheidenentzündung mit Spigelia.

Ich heilte ein chronisches Ekzem mit Calcium.

Ich heilte eine 20jährige Migräne mit Natrium muriaticum.

Ich heilte eine verzweifelte Frau, die sich das Leben nehmen wollte, mit Anacardium.

Meine Erfolge waren groß – am Anfang. Fast jeder Griff saß. Ich war gesegnet worden vom Gott der Homöopathie, und überall, wo ich versuchte, die Menschen von der Homöopathie zu überzeugen, gelang es mir.

Es war wie ein Wunder, ein Rausch.

Doch jeder, der den Rausch kennt, weiß, dass irgendwann einmal das böse Erwachen kommen muss.

Und der Kater.

Ich begann vermehrt auch die Schulmedizin zu verstehen, zum Beispiel eine depressive Frau, eine Simulantin, die durch eine Kochsalzinfusion geheilt werden konnte. Wer die Wirkung des homöopathischen Natrium muriaticums kennt, weiß wovon ich rede.

Aber die Homöopathie brachte zusehends mehr Probleme in mein Medizinerdasein. Ich lernte für die Prüfungen, aber dachte Homöopathie.

Ich praktizierte in der Inneren Medizin, aber dachte Homöopathie.

Ich begann die endlosen Listen von Medikamenten zu verabscheuen, die Menschen auf der Inneren Station einnehmen mussten, wo die Homöopathie doch lehrt: »dass ein Heilmittel genügt!«

Ich wollte das alles nicht mehr, suchte nach neuen Wegen.

Ich begann mich für Autogenes Training zu interessieren, ließ mich im katathymen Bilderleben und der Hypnose ausbilden.

Ich begann einzutauchen in die Welt der Psyche und lernte mit ganz anderen Waffen zu kämpfen als meine schulmedzinischen Kollegen.

Ich wurde da gerufen, wo diese Art der Waffen gefragt waren. Ich lernte Patienten aus Krisen zu geleiten, bis sie wieder sicheren Boden unter den Füßen verspürten.

Ich konnte Menschen beruhigen.

Ich war gefragt.

Eine Zeit lang wusste ich nicht, ob als Seelsorger oder als Arzt.

Ich lernte, dass auch diese Waffen ihre Berechtigung haben. Es waren friedliche Waffen.

Sie verletzten nicht.

1.10 Krebs

In den Nachtwachen sprach sich bald herum, dass ich gut einzusetzen war, wenn es um Menschen in Extremsituationen ging.

Ich wurde ins Paul-Ehrlich-Haus versetzt.

Es war das letzte Haus auf dem Campus. Am Ende der Welt. Dahinter begann direkt der Wald. Es war ein schönes Haus, wenn man dort Urlaub machen wollte, aber dieses Haus lag so weit weg von einer Intensivstation, wie der Schatz am Fuße des Regenbogens.

Wer hier in die Todesnähe rutschte, hatte keine Chance. Bis der Notarztwagen ankam, war der Patient meist tot.

Es war sehr unbeliebt, dort Nachtwachen zu machen, weil die Todesnähe immer zu spüren war.

Im Allgemeinen gab es auch keine studentischen Nachtwachen, sondern nur ausgebildete Krankenschwestern und -pfleger.

Das Paul-Ehrlich-Haus hatte zwei Etagen, in der oberen machte ein Vietnamese Dienst, der kaum deutsch sprach, aber den Vietnam-Krieg überlebt hatte.

Ihn brachte nichts mehr aus der Ruhe.

Wir freundeten uns langsam an, durch die vielen Tode, die wir in den gemeinsamen Nächten erlebten. Wir halfen uns gegenseitig, die Toten zu waschen, zu betten und begannen später auch, die Patienten, die wir nachts waschen sollten gemeinsam zu waschen, weil es dadurch viel schneller ging.

Wir begannen meist um drei Uhr mit dem Waschen, weil sonst die Zeit niemals gereicht hätte. Für die Patienten war das eine Tortur, für das Stationspersonal ein Segen.

Die meisten Patienten auf dieser Station hatten Krebs. Sie bekamen heftige Chemotherapie, die ich als Student nicht herstellen musste. Aber die Krankenschwestern taten es.

Sie rührten die giftigen Cocktails zusammen, ohne Absauganlage, ohne Mundschutz.

Ich konnte nicht verstehen, wie jemand auch nur ansatzweise freiwillig in die Nähe dieser Substanzen gehen wollte.

Viele Patienten auf dieser Station verstarben, viele an den Folgen der Arzneien.

Ich habe eine Statistik gesehen, derzufolge in meinen Nachtwachen am meisten Menschen starben.

Ich dachte lange Zeit darüber nach, fühlte mich unfähig, bis eine Patientin mir sagte: »Wenn ich sterben sollte, werde ich mir auch Ihre Schicht zum Sterben aussuchen.«

Ich war verzweifelt!

Chronische Krankheiten können mit dem Tode enden.

Tötet uns die Krankheit nicht, so versuchen es die Arzneien.

1.11 Angst

Ich saß rittlings auf dem Patienten, während wir das Bett in Windeseile in Richtung Intensivstation schoben.

Zwei- drei Stöße aus dem Defibrillator und die Situation war gerettet.

Wir gratulierten uns …

Wir mussten den Preis ja auch nicht bezahlen.

Wir saßen gemeinsam mit einem Pfarrer in einer Gesprächsrunde. Alle waren dort. Die Krankenschwestern und -pfleger, der Stationsarzt, der Oberarzt und wir, die Studenten.

Wir umkreisten einander, tasteten uns gegenseitig ab, keiner von uns wagte als erster die Frage zu stellen: Warum durfte dieser Mann nicht sterben?

Er war friedlich eingeschlafen, bis ihn der Befehl des Oberarztes aus dem bereits fortschreitenden Sterbeprozess riss. Er erwachte nicht mehr, hing an Überlebensschläuchen und verbrachte Monate in der Klinik, bis ihn ein kleiner Unfall erlöste.

Wir versuchten in Stunden, uns diesem Thema zu nähern, es war schrecklich, allmählich zu verstehen, dass wir eine so schlechte Sterbekultur haben. Wie beneidete ich die Kulturen, die an Reinkarnation glaubten. Ihr Umgang mit dem Tod war friedlicher, gelöster. Wir sind zu angespannt, wenn es um das Thema Tod geht.

Wir fühlen uns bedroht von dem Nichts, glauben vielleicht an die Auferstehung im Fleische, wobei mich persönlich die Vorstellung bedrückt, seit ich mit Freunden in Berlin meinen ersten Zombie-Film sah.

Nein, ich will keine Auferstehung im Fleische, aber diese Form der ängstlichen Todeswahrnehmung möchte ich auch nicht.

Schlussendlich fanden wir heraus, dass die Angst unseren Oberarzt umklammert hielt. Er wollte nicht, dass der Tod, noch eine Seele holt, wenn er es verhindern könnte.

Ich lernte, dass Angst kein guter Ratgeber ist.

Das Leben endet mit dem Tod, aber manche versuchen das zu verhindern.

1.12 Unheilbarkeit

»Trink das, wenn du zu Hause bist, und denke an mich!«

Sie gab mir eine Flasche Sekt, lächelte mich an, mit einem strahlenden Lächeln.

»Ich muss mich jetzt um meine Familie kümmern.«

Sie ging so leicht, wie sie gekommen war und nahm die Traube weinender Menschen mit sich.

Als sie in das Auto stieg, wandte sie sich noch einmal um, winkte mir zu und machte eine Geste, die Trinken andeutete.

Ich nickte immer noch, als das Auto allmählich das Gelände verließ.

Ich kannte diese Frau nicht, und doch spielte sie eine größere Rolle in meinem Leben, als so mancher Mensch, den ich schon Jahre kannte.

Sie war 19 Jahre alt. Sie hatte schwarze, lockige Haare, blaue Augen und ein freundliches, strahlendes Wesen. Sie war zur Abklärung im Paul-Ehrlich-Haus. Sie hatte schon längere Zeit Schmerzen in der Leiste. Man fand einen geschwollenen Lymphknoten, der sehr schmerzhaft war. Man nahm ihn heraus und untersuchte ihn.

Zuerst konnte man die Diagnose nicht glauben. Die Untersuchung wurde wiederholt. Sooft, bis kein Zweifel mehr an der Diagnose bestand – amelanotisches malignes Melanom.

Es handelte sich um einen der gefährlichsten Tumoren, die wir kennen. Normalerweise zeigt er eine charakteristische blauschwarze Farbe, normalerweise. Dieser hatte keine Farbe (amelanotisch).

Man schickte die Frau zum Sterben nach Hause, weil es keine Chance der Behandlung mehr gab.

»Nutzen Sie die Zeit, die Ihnen noch bleibt«, sagte der Oberarzt zu ihr.

Die Familie war ein einziger Trauerzug, nur die Patientin selbst blieb ruhig und stark. Sie kümmerte sich um alle, sogar um mich, gab mir eine Flasche Sekt, um an sie zu denken.

Auch mir liefen die Tränen hinunter.

Natürlich wünschte ich der Frau keine Chemotherapie oder Bestrahlungen, die auch gar nicht gemacht werden konnten, da so viele Lymphknoten schon befallen waren, dennoch wäre diese Erkrankung vielleicht heilbar gewesen.

Es gibt keine mir bekannte chronische Krankheit, die nicht einmal durch Homöopathie geheilt worden wäre.

Welche chronischen Krankheiten kennen Sie?

Asthma? Geheilt!

Neurodermitis? Geheilt!

Alzheimer? Geheilt!

AIDS? Geheilt!

Was ist mit Krebs? Geheilt!

Multiple Sklerose? Geheilt!

Epilepsie? Geheilt!

Depression? Geheilt!

Schizophrenie? Geheilt!

Rheuma? Geheilt!

Wir könnten diese Liste noch endlos fortsetzen.

Fazit ist, jede bekannte chronische Krankheit wurde mindestens einmal geheilt und darf aus diesem Grunde nicht unheilbar genannt werden. Also:

Es gibt keine unheilbaren chronischen Krankheiten.

1.13 Trauer

Er hatte sich entschlossen, auf dem Parkplatz vor unserer Praxis zu sterben.

Er hatte Magenkrebs, inoperabel, eine Frau und eine Tochter.

Als ich ihn wiedersah, stand er neben seinem Körper in der Notfallambulanz des Celler Krankenhauses.

Er lächelte, seine Frau weinte.

Ich fuhr sie nach Hause.

Ich hatte das Gefühl, dass vieles noch ungeklärt war.

Etwas sagte: »Wenn Sie Ihren Mann wiedersehen wollen, um ein paar Dinge noch zu klären, dann werde ich ihnen helfen.«

Sie nickte nur.

Es hatte mich getroffen, dass dieser Patient nach der letzten Konsultation bei mir einfach gestorben war. Es war wie ein direkter Angriff gegen mich und meine Fähigkeit als Heiler.

Im Laufe der Zeit verstand ich, dass er gar nicht anders handeln konnte. Es gab niemanden, dem er seine Frau anvertrauen konnte.

Also hatte er mir den schwarzen Peter zugeschoben, doch wie alles in diesem wunderbaren Universum hielt auch dieser eine Lernerfahrung für mich bereit.

Ich sollte in meiner schamanischen Ausbildung gerade lernen, den Tod zu »meistern«.

»Wenn Du stirbst, bevor du stirbst, stirbst du nicht, wenn du stirbst.«

Ich las Bücher wie *Deathing* oder das *Tibetische Totenbuch*. Ich praktizierte damals Meditationen, die das Sterben erleichtern sollten, die Trennung zwischen meiner normalen Welt und der Welt der Toten war entsprechend dünn.

Er war der letzte Patient gewesen, ich fuhr mit dem Fahrrad nach Hause, nur um bereits vom Anrufbeantworter empfangen zu werden.

»Sie müssen schnell kommen, mein Mann ist tot! Sie wollen wissen, ob sie ihn noch reanimieren sollen oder nicht!«

Ich fuhr so schnell ich konnte ins Allgemeine Krankenhaus.

Sie empfing mich bereits an der Pforte und geleitete mich zu ihrem toten Mann.

Ich sah seinen Körper und ihn daneben stehen, erleichtert, strahlend.

Sie war unter Schock, ich natürlich auch.

Der Arzt sagte: »Wir konnten nichts mehr für ihn tun.«

Ich ging mit ihr zunächst zu mir, kochte Tee, und fuhr sie dann nach Hause.

In das Weinen und Schweigen hinein, entfuhr mir dann der Satz.

»Wenn Sie Ihren Mann wiedersehen wollen, werde ich Ihnen helfen.«

Ich wusste weder, was ich damit sagen wollte, noch warum.

Dieser Satz entfuhr mir einfach.

Ein halbes Jahr hörte ich nichts mehr von ihr. Plötzlich sah ich sie wieder auf meinem Terminkalender.

»Ich bin hier, damit sie ihr Versprechen einlösen«, sagte sie.

»Was für ein Versprechen?«

»Ich will meinen Mann wiedersehen.«

»Jetzt? Das braucht Vorbereitungen!« Ich war entsetzt.

»Meine Tochter hat gesagt, dass ich ihn heute wiedersehe.«

Nachdem ich die Patientin nach Hause gebracht hatte, warteten drei unruhige Tage und Nächte auf mich. Unvermittelt sah ich immer wieder meinen ehemaligen Patienten. Er stand plötzlich neben mir, tauchte mitten in der Nacht auf, er erschreckte mich fast zu Tode.

»Sie spricht nicht mit mir.«

»Sie kann dich nicht hören, du bist tot.«

Er verschwand.

»Sie will nichts von mir wissen.«

»Du bist tot.«

Es gibt Menschen, so hatte ich gelesen, die gar nicht bemerken, dass sie gestorben sind. Bei ihm war es so, dass er sich aus einer unbequemen Situation gerettet hatte, und nicht über die Konsequenzen seines Handelns nachgedacht hatte.

Er hatte den Tod gesucht, aber vergessen, dass er dabei zwei Menschen zurückließ, die um ihn trauerten, die ihn brauchten.

»Meine Tochter sieht mich.«

»Sie ist ein Kind.«

Die Tochter hatte eine ungewöhnlich starke Beziehung zu ihrem Vater. Sie konnte ihn sehen, mit ihm sprechen. Für sie war er gar nicht tot. Sie telefonierte häufig mit ihm. Heute hatte sie auf der Schaukel gesessen, wo er mit ihr gesprochen hatte.

»Mama, Papa hat gesagt ihr würdet euch heute wiedersehen.«

Sie hatte nichts von dem Termin gewusst.

Ich dachte, wenn er das Wiedersehen für heute festgelegt hatte, wird es schon klappen.

Wir wechselten den Raum, ich gab ihr Instruktionen, was zu tun sei, und versuchte dann die Voraussetzungen zu schaffen, dass ein Kontakt möglich wird. Es hat etwa eine Stunde gedauert, bis sie ihn fand.

Ich ließ sie allein.

Es warteten noch andere Patienten auf mich.

Nachdem ich die Sprechstunde beendet hatte, ging ich wieder zu ihr. Sie hatte alles gefragt, was sie noch wissen wollte.

Es hatte sich vieles für sie geklärt.

Jetzt konnte sie ihn loslassen. Um ihn trauern.

Er war fort.

Chronische Krankheiten sind manchmal wie die Liebe, sie enden nicht mit dem Tod.

1.14 Pathologie

Mein Oberarzt war ein Meister der Systematik.

Er war ein Zen-Meister der Obduktion.

Er war eine Zeit lang der beste Freund, den ein Mensch haben kann.

Während des letzten Jahres meines Medizinstudiums in Waldbröl, lernte ich zwei ganz außergewöhnliche Menschen kennen:

Professor W. und M. F., seinen Oberarzt.

Sie leiteten die pathologischen Fortbildungen in Waldbröl.

Professor W., ein Mann über den ich noch berichten muss, schien wie das Bild eines Professors. Etwas weltfremd, konfus.

Seine Fortbildungen waren unsystematisch, verwirrend.

Dr. Fs Fortbildungen waren immer auf dem Punkt. Brillant. Systematisch.

Beide Männer prägten Jahre meines Lebens.

Doch in dieser Zeit versuchte ich meine Leidenschaft für Homöopathie im Zaum zu halten. Hier ging es nicht um die sinnvolle Therapie, sondern nur um meinen Abschluss.

Ich lernte Radiologie. Ich assistierte bei Operationen.

Meine Zeit in der inneren Medizin war geprägt von dem Ereignis, das ich weiter oben skizziert hatte.

Da ich Homöopathie nicht praktizieren konnte, bestand meine Tätigkeit eher darin, sinnlose Untersuchungen zu verhindern und die Medikamentenlisten zu reduzieren.

Ansonsten genoss ich wie meine Mitstudenten meine Zeit.

Durch die regelmäßige Arbeit in einem Krankenhaus lernten wir allmählich, wie Ärzte zu funktionieren, in einem der modernsten Krankenhäuser.

Es gab einmal eine Serie, die hieß »das Krankenhaus am Rande der Stadt«.

In Waldbröl war es umgekehrt, dort hieß es »die Stadt am Rande des Krankenhauses«.

Ich lernte zu funkionieren, und einmal die Woche kam die Pathologie zu uns.

Der chirurgische Oberarzt war ein Fan von Dr. F. Durch ihn wurde es möglich, dass er noch seine Doktorarbeit schrieb, da er sich um eine Chefarztstelle beworben hatte, die aber ohne Doktortitel nicht möglich war.

Beide hatten ein Lieblingswort: »bezaubernd«. Wenn Sie niemals einen bezaubernden Darmkrebs, oder eine bezaubernde Fistel gesehen haben, bei uns war das möglich.

Ich liebte beide Menschen und versuchte möglichst oft in ihrer Nähe zu sein. Sie waren so erfrischend anders im gesamten Klinikalltag und unglaublich fähig. Es gab noch eine andere Oberärztin, die mit dem Oberarzt der Radiologie eng befreundet war. Sie führten gemeinsam die radiologischen Herzuntersuchungen durch. Auch diese beiden Menschen hatte ich in mein Herz geschlossen. Sie hatten einen Witz untereinander, den oft nur Ehepaare entwickeln, ohne miteinander verheiratet zu sein. Auch sie waren unglaublich fähige Ärzte, an die ich gerne zurückdenke.

Der Unterricht in der Pathologie hat mir so gut gefallen, dass ich, als ich erfuhr, dass man in der Pathologie seine Zivildienstzeit absolvieren konnte, mich sofort um eine Stelle bewarb, da meine Bewerbung in einer anthroposophischen Klinik schon seit Monaten bearbeitet wurde, ohne dass ich ein Lebenszeichen hörte.

Als ich meine Zusage von der Pathologie bereits hatte, bekam ich sie auch von der anthroposophischen Klinik. Scheinbar musste ich noch etwas Wichtiges lernen, dass mir nur die Pathologie beibringen konnte. Also entschied ich mich für die Pathologie.

In der Pathologie stand immer noch die Zelle im Zentrum der Aufmerksamkeit. Aus ihr entwickelten sich Tumoren. Sie zeigte entzündliche Reaktionen usw.

In meinem Denken lebte aber bereits die Lebenskraft SAMUEL HAHNEMANNS, die bereits vor der Bildung der Zelle aktiv war. So rankten die Diskussionen zwischen meinem Oberarzt und mir immer wieder zwischen dem real Fassbaren und dem real Unfassbaren.

Ich lernte die Systematik kennen, nach der die Schulmedizin arbeitete, und allmählich verstand ich, dass die Prämissen der Schulmedizin nicht meine sein konnten.

Ich wandte mich immer mehr von der Schulmedizin ab.

Wenn wir Obduktionen in diversen Häusern abhielten, mussten wir danach einen Bericht verfassen. Aber im Unterschied zu vielen anderen Häusern verfassten wir keine seitenlangen Obduktionsprotokolle, sondern versuchten die Wege der Erkrankungen, die schlussendlich zum Tode führten, durch ein Pfeildiagramm darzustellen.

Ich lernte dadurch täglich die interaktive Arbeit verschiedener Erkrankungen zu erkennen und grafisch darzustellen, die zum Tode des Individuums führten. In diesen Arbeiten kündigten sich schon die Vorformen des miasmatischen Modells an, das nicht die Krankheitswege, sondern die Heilungswege darstellt.

Die Pathologie war für mich also auf zweierlei Weise wichtig.

Ich verstand, dass ich niemals als Schulmediziner würde arbeiten können, da ich die Grundsätze der Schulmedizin nicht zu teilen vermochte.

Ich lernte zu verstehen, wie Krankheiten innerhalb des Organismus arbeiten können und es grafisch darzustellen.

Professor W. half mir einen Blick hinter die Kulissen zu wagen. Er erzählte mir, dass er eines Tages, als er am Elektronenmikroskop gesessen habe, vollkommen überarbeitet natürlich, plötzlich eine dimensionale Verschiebung erlebt hätte.

Er wäre wie durch einen Strudel aus Zeit und Raum in Bereiche jenseits der Zelle und der Zellorganellen gelangt.

Er hatte eine göttliche Welt betreten, die ihn nie wieder ganz losgelassen hat. Er hatte gesehen, dass die Zelle nicht der Ursprung alles Seins sein konnte, denn er hatte Gott berührt.

Er bestärkte mich darin zur Homöopathie zurückzukehren. Ich glaubte Verständnis in seinen Augen aufblitzen zu sehen.

Ich sah, dass hinter all der Professoren-Fassade ein weiser Mann saß, der ganz unerkennbar für das äußere Auge ein fantastisches inneres Leben führte, der neben den Gewebeschnitten auch immer eine andere Welt betrachtete und offen war, für die Schönheit, die sie zu bieten hatte.

Chronische Krankheiten beginnen nicht in der Zelle.

1.15 Musik

»Du machst keine Homöopathie, du machst Musik.«

Nachdem die Pathologie-Zeit vorbei war, begann ich meine Arbeit in einer großen Lehrpraxis. Ein Wunsch war endlich in Erfüllung gegangen, ich machte endlich nur noch Homöopathie, keine Kompromisse mehr.

Durch fortgeschrittene Homöopathen, mit denen wir jeden unserer Fälle besprechen konnten, war der Einstieg in die Homöopathie einfach und hilfreich.

Wir hatten Zeit unsere Arzneikenntnisse zu erweitern, hatten die Möglichkeit Vorschläge zu machen und wuchsen so allmählich in ein selbstverantwortliches Leben als Homöopath hinein.

Fantastisch!

Wenn man mit der Homöopathie beginnt, scheint es nur ein Gesetz zu geben, das Ähnlichkeitsgesetz. Alles andere ist unwichtig. Man braucht nur das Mittel zu finden, das in der Arzneiprüfung eine ähnliche Symptomatik produziert hat, wie der Patient sie hatte, und schon war die Geschichte gelöst, der Patient geheilt.

Daraus folgte, dass die Arzneikenntnisse möglichst gut sein sollten, um dieses Mittel zu kennen, oder wenn das nicht der Fall war, in großen Symptomenverzeichnissen, die Symptomatik des Patienten nachzustellen, um auf diese Weise das richtige Mittel zu finden.

Auf diese Weise kommt man auf ein richtiges Mittel, oder nicht.

Auf diese Weise hat man Erfolg, oder nicht.

Theorie braucht man für diese Art der Homöopathie nicht.

Man braucht nur einen geübten Umgang mit den entsprechenden Werkzeugen.

Mit dem Gefühl »Homöopathie kann alles heilen!« gehen die meisten Homöopathen ans Werk. Sie brauchen ja nur das richtige Mittel zu finden und das ist mit den immer besser werdenden Werkzeugen (Materia medica und Repertorium) ein Kinderspiel.

Um noch besser zu werden, um noch intensiver suchen zu können, werden Computer mit den Daten gefüttert, sodass jedes erdenkliche Symptom mittlerweile gefunden werden kann. Somit ist die Verschreibung eines homöopathischen Mittels viel leichter, als es jemals war.

Wer braucht da noch Theorie.

Das Problem aber ist: So geht es nicht!

Auch wenn die Werkzeuge immer besser werden, funktioniert die Heilung chronischer Krankheiten so nicht.

Diese Form der Homöopathie greift aus einer Sinfonie einen Akkord heraus, es ist ein statisches Konzept, es berücksichtigt weder die Harmonien, die zu diesem Akkord geführt haben, noch die Harmonien, die diesem folgen müssen.

Diese Form der Homöopathie ist eine Momentaufnahme, sie berücksichtigt weder Raum noch Zeit.

Man kann die fehlinterpretierte Lebensmelodie eines Menschen nicht dadurch korrigieren, dass man einen Akkord spielt, es ist entscheidend, dass man ihn zur richtigen Zeit am richtigen Ort spielt.

Damit die Musik nicht ganz so schräg klingt, gibt es gewisse Grundregeln, die in der Musiktheorie zusammengefasst werden. Wenn man ihr folgt, kann man einigermaßen Musik machen. Vielleicht wird man auf diese Weise kein Mozart, der wie andere große Komponisten die Musiktheorie an entscheidenden Stellen gebrochen hat, aber man wird leidlich in der Lage sein, gute durchschnittliche Musik zu spielen.

Auf diese Weise wird die Musik nicht genial, aber spielbar und schön.

Diese Musiktheorie begann ich in der Homöopathie zu vermissen.

Die Schönheit der Systematik, die ich in der Pathologie kennengelernt hatte, war in der Homöopathie vollkommen verschwunden. Es ging in der extremsten Form nur noch um das eine Mittel, das alles heilt.

Eine Universalarznei, die alle Beschwerden des Patienten hinwegnimmt.

Den homöopathischen Stein der Weisen.

Chronische Krankheiten sind wie Verstimmungen der Lebensmelodie.

1.16 Miasmen

Krankheiten sind Verstimmungen der Lebenskraft.

Wie aus dem vorhergehenden Abschnitt zu verstehen ist, war ich sehr dankbar, dass ein Arzt von einer Verstimmung im Zusammenhang mit Krankheiten sprach. Es hörte sich für mich an, wie ein verstimmtes Klavier, als sei die Lebensmelodie eines Menschen verstimmt. Und gerade diese »Verstimmung« hielt mich auch in den unglücklichsten Tagen aufrecht, wenn es mir nicht gelang, das »eine Mittel, die Universalarznei« zu finden.

Ich vermisste Struktur.

Eines Tages lernte ich eine Homöopathin kennen, die eine ganz andere Art der Ausbildung absolviert hatte als wir in der großen Lehrpraxis, die im wesentlichen nach der Kentschen Methodik arbeitete, mit einem bisschen Vithoulkas und Steiner.

»Ihr könnt nicht richtig therapieren, weil ihr nicht miasmatisch arbeitet.«

Ich hörte dieses Unwort aus den Bereichen der Homöopathie aus dem Munde dieser Frau und erinnerte mich daran, wie sehr meine Ausbildung versuchte diese Miasmen zu vermeiden.

Aber SAMUEL HAHNEMANN hatte tatsächlich behauptet, dass man chronische Krankheiten ohne dieses Unwort nicht behandeln könne. Ich hatte zwar die Stellen bei SAMUEL HAHNEMANN gelesen, aber verstanden hatte ich sie nicht.

»Lies BURNETT, dann wirst du verstehen.«

Ich war schon längere Zeit als Supervisor und Ausbilder tätig. Viele Heilungen hingen alleine von mir ab. Daher konnte ich es mir nicht leisten, einen Hinweis auf die Verbesserung meiner Therapiemöglichkeiten zu ignorieren.

Daher las ich BURNETT.

BURNETT fand ich leider bei keinem der Bücher, die mir der Heilpraktiker empfohlen hatte.

Halt!

Doch in einem der Bücher waren die *50 Gründe, warum ich Homöopath bin,* abgedruckt.

Ich erinnerte mich und begann zu lesen.

Danach wollte ich mehr ... und noch mehr.

BURNETT öffnete für mich ein Schloss. Er brachte mir bei, dass Miasmatik wichtig ist.

Er erinnerte mich an den Fall eines jungen Menschen, den unsere Praxis an die Schulmedizin verlor, den ich nicht nur nicht gut therapiert, sondern bei dem ich unabsichtlich eine Krankheit produziert hatte, die nicht mehr wegzubekommen war.

Er nahm, nachdem er ein rheumatisches Fieber entwickelt hatte für 6 Monate Antibiotika ohne sichtlichen Effekt, wie er zuvor unsere Verschreibungen ohne sichtlichen Effekt genossen hatte.

Als ich bei BURNETT eine ähnliche Geschichte las, dachte ich auf der richtigen Spur zu sein.

Ich begann zu erkennen, dass es auch in der Therapie chronischer Krankheiten ein System geben muss, wie ich es in der Pathologie kennengelernt hatte.

Ich musste es nur noch finden.

Ich wusste noch nicht, dass, als ich es gefunden hatte, ich mich auch denen entfremdet haben würde, die sich heute meist »klassische Homöopathen« nennen.

Chronische Krankheiten sind keine Momentaufnahmen, sie kommen und gehen mit der Zeit.

1.17 Schamanismus

Ich stand am Meer. Mein Blick war auf Großmutter Ozeans unendliche Schönheit gerichtet.

Aus der Ferne schwammen zwei Delfine auf mich zu.

Währenddessen zeichnete der Mond ein Dreick in den Sand.

Mit HAHNEMANNS Lebenskraft und ihrer Verstimmung war die Ursache von Krankheit in einen Bereich gerückt worden, der sinnlich nicht mehr einfach zu erfassen ist. Die Augen, die ich für diese Welt hatte, halfen nicht, die Lebenskraft wirklich zu erfassen. Neue Augen gab es nicht, aber Augen, die kaum genutzt wurden, und die half mir der Schamanismus zu schulen.

Mithilfe des Schamanismus konnte ich erkennen, dass die Lebenskraft, die unsere Ur-Seele mit dem Körper verbindet, eine große Ähnlichkeit mit der Nabelschnur aufwies, die seltsamerweise ebenfalls drei Gefäße zeigt. Die Lebenskraft-Nabelschnur zeigte drei Farben, die umeinander gedrillt waren. Es waren die Farben blau – gelb – rot.

Doch ich konnte auch erkennen, dass der Teil unserer Seele, der in der hebräischen Tradition Nephesch heißt, an etwas gebunden war, das ebenfalls wie eine Nabelschnur aufgebaut war. Die Farben, die ich hier erkennen konnte waren silber – gold – kupfer.

Ich konnte erkennen, dass, wenn der Mensch chronisch krank war, die Farben sich veränderten. Sie verloren ihr Leuchtkraft. Die Farben wurden trüb und schmutzig. Manchmal war nur eine Farbe betroffen, manchmal waren es mehrere.

Später konnte ich auch erkennen, dass es in seltenen Fällen zu Beeinträchtigungen der zweiten Nabelschnur kam, indem die metallisch glänzenden Farben sich veränderten.

Wenn dies der Fall war, war der Mensch auch seelisch krank.

Neben dem Sichtbarmachen der Lebenskraft brachte der Schamanismus noch eine weitere Erkenntnis mit sich: ich lernte die Bilder und Symbole kennen, die so bedeutungsvoll für die Menschheit waren und sind.

Ich lernte den kabbalistischen und druidischen Lebensbaum kennen, das Feng-Shui, das I Ging, das Yin-Yang-Symbol, das Enneagramm und noch viele andere spannende Dinge mehr.

Auf diese Weise lernte ich, die Farben der Lebenskraft in Verbindung zu setzen mit den alten Landkarten des Lebens, und es entstand das miasmatische Modell, dass wir heute für unsere Arbeit nutzen (siehe Abbildung 1.1 on the facing page).

Chronische Krankheiten werden verursacht durch Verstimmungen der Lebenskraft.

Sie zeigen charakteristische Veränderungen in den Farben.

Abbildung 1.1: Das miasmatische Modell

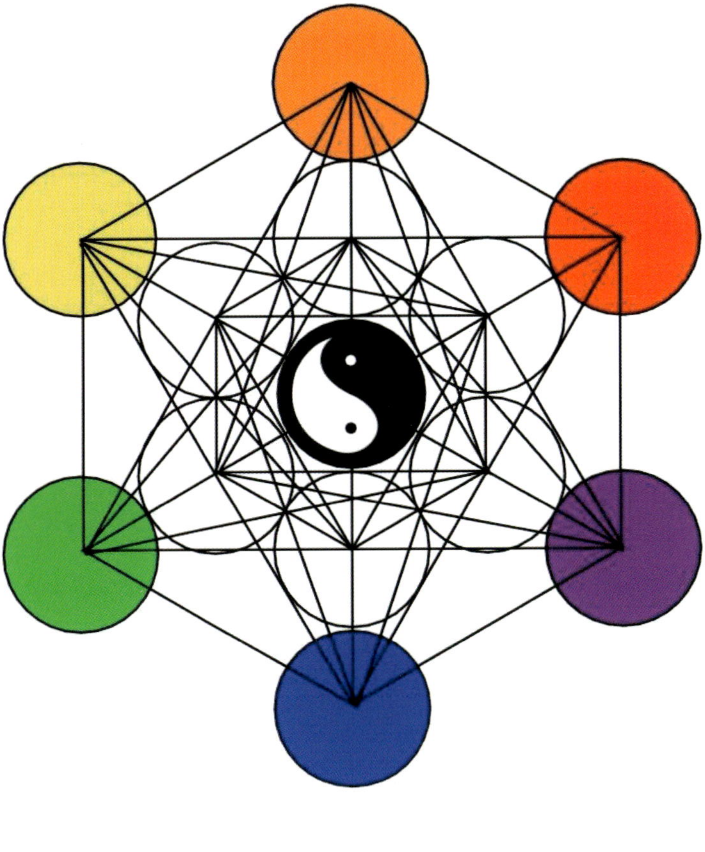

1.18 Schicksal

Es war als hätte sie das alles schon einmal erlebt.

Sie lag mit verbundenem Gesicht in der Klinik. Sie wusste nicht, ob man ihr Augenlicht würde retten können.

Sie war mit dem Gesicht durch die Scheibe des Autos geflogen. Die Splitter hatten ihr ganzes Gesicht zerschnitten.

Sie erlebte den Unfall zum zweiten Mal.

Vor einem halben Jahr war ihr das Gleiche schon einmal passiert. Damals kam sie mit geringfügigen Verletzungen davon.

Dieses Mal hatte es sie voll erwischt. Sie hatte fühlen können, wie die Splitter in ihre Haut und ihre Augen eingedrungen waren.

Sie würde nie mehr als Fotomodell arbeiten.

Hoffentlich würde sie wieder sehen können!

Wir alle haben ein Leben geschenkt bekommen, und mit diesem Leben verbunden ist eine Aufgabe.

Manche Menschen behaupten, ein glückliches Leben zu führen, heiße seine Lebensaufgabe zu leben.

Marianne lebte ihre Lebensaufgabe nicht.

Sie war Fotomodell im 3. Reich gewesen. Sie kannte alle hochstehenden Persönlichkeiten der damaligen Zeit. Sie liebte es in Saus und Braus zu leben. Sie war das Zentrum jeder Party, der Glanzpunkt jedes Festivals. Sie ließ sich in den großen schwarzen Wagen fahren, ließ sich Champagner kredenzen, als andere hungerten, bis es eines Tages zu einem Unfall kam.

Es war regennass, der Wagen musste plötzlich bremsen, geriet ins Schleudern und prallte frontal gegen eine Hauswand. Sie, die vorne saß, wurde durch die Windschutzscheibe geschleudert. Das Glas zerbrach in tausend Stücke.

Wie durch eine Wunder wurde ihr Gesicht verschont. Keine Kratzer, erst recht keine Narben zierten ihr wohlgestaltetes Gesicht.

Die Show konnte weiter gehen.

Nach etwa einem halben Jahr kam es zu einem Unfall.

Es war regennass, der Wagen musste plötzlich bremsen, geriet ins Schleudern und prallte frontal gegen eine Hauswand. Sie, die vorne saß wurde durch die Windschutzscheibe geschleudert. Das Glas zerbrach in tausend Stücke.

Ihr Gesicht war vollkommen zerschnitten. Die Wunden heilten nicht. Aufwändige Schönheitsoperationen konnte sie sich nicht leisten. Aber sie hatte ja ihre Freunde.

Die Freunde informierten sich. Sie kamen für drei Tage. Nachdem klar wurde, dass sie niemals mehr schön werden würde, blieben die Besuche aus. Die notwendigen Operationen wurden auch nicht mehr bezahlt. Sie war das erste Mal in ihrem Leben allein, mit einem missgestalteten Gesicht.

Die Wunden wollten einfach nicht heilen, es kam zu chronischen Infektionen, die nicht durch Antibiotika beeinflussbar waren.

Sie fuhr an die See, um sich über vieles klar zu werden.

An der See stellte sie fest, dass sie immer noch eine Berühmtheit war. Die Leute erkannten sie. Und jetzt, fallen gelassen vom Regime, erkannte sie auch die Leute. Sie begann zuzuhören. Und sie begann zu verstehen.

Und je mehr sie zuhörte und je mehr sie verstand, umso mehr heilten ihre Wunden. Als sie sich endlich vollkommen der Hilfe für diese armen Menschen widmete, als sie begann im Stillen gegen das Regime zu arbeiten, wurde ein Wunder Wirklichkeit. Ihre Wunden hörten auf zu eitern, ihre Haut heilte, und das was niemand für möglich gehalten hatte geschah, – sie wurde wieder vollkommen gesund. Ihre Wunden heilten nahezu narbenlos ab, und sie war schöner denn je zuvor, denn zu ihrer äußeren Schönheit kam jetzt auch noch ihre innere.

Manche chronischen Krankheiten sind unser Schicksal, vielleicht auch der Wille Gottes, unsere Lebensaufgabe zu finden.

1.19 Schwur

Sie hatten sich verliebt und geschworen, dass einer ohne den anderen nicht sein kann.

Sie hatte Asthma. Sie hatte drei Kinder. Sie hatte eine Schwester. Die Kinder hatte sie zu ihrer Schwester gebracht, das Asthma zu uns. Sie hatte alles sorgfältig vorbereitet. Er hatte nichts geahnt, war wie üblich zur Arbeit gefahren. Sie hatte alle notwendigen Sachen gepackt und war zu ihrer Schwester gereist. Hatte die Kinder dort abgegeben und war weiter in unsere Klinik gefahren, wo sie sich homöopathisch behandeln lassen wollte. Niemand wusste von diesem Arrangement, außer ihrer Schwester, die auch für den Notfall ihre Telefonnummer hatte.

Es war meine Aufgabe, die Patientin in ihrer ersten Nacht zu betreuen.

Wir hatten alles vorbereitet. Eine große homöopathische Apotheke stand mir zur Verfügung. Auch die üblichen schulmedizinischen Mittel. Es konnte gar nichts passieren.

Gegen 22°° Uhr rief mein Supervisor an, um mir mitzuteilen, dass ihn wichtige familiäre Dinge hindern würden, die Supervision zu übernehmen. Er habe für Ersatz gesorgt.

Der Ersatz rief an nur um zu fragen, ob ich auch an Coccus cacti gedacht hätte. Danach wünschte er mir eine gute Nacht.

Wir waren allein. Dann wurde es Nacht.

Das Telefon klingelte. Ich fuhr aus dem Schlaf. Sie sagte: »Bitte kommen Sie schnell, mir geht es nicht gut.«

So schnell es ging zog ich mich an. Die Nacht war kühl geworden. Mein Atem machte kleine Wölkchen.

Als ich ihr Zimmer betrat, merkte ich schon, wie schlecht es ihr ging. Wir unterhielten uns. Ich jedoch konnte nur eine halbe Stunde helfen, dann brach der Spuk wieder über uns herein.

Wir suchten passende Mittel aus. Sie halfen nur kurz.

Einmal war die Reaktion so gut, dass ich mich wieder schlafen legen konnte.

Doch das Telefon schrillte wieder. Ich hatte das Gefühl neben mir zu stehen. Die nächtliche Kälte brachte mich wieder in meinen Körper zurück.

Als ich ihr Zimmer betrat, sah ich, wie schlecht es ihr ging.

Sie sagte: »Ich wusste, dass sie gleich da sein würden. Sie standen die ganze Zeit an meinem Bett und haben mich versucht zu trösten. Dann haben Sie gesagt, ich komme jetzt, und sind verschwunden.«

Die Nacht geriet allmählich außer Kontrolle.

Die Mittel, die ich aussuchte halfen nicht mehr.

Ich kam nicht mehr zu ihr durch.

Aus Verzweiflung begann ich meine Hände auf die Stellen zu legen, wo sie Probleme hatte.

Das half.

Ich wagte es nicht mehr, sie alleine zu lassen.

Stunde um Stunde retteten wir uns durch die Nacht.

Gegen drei Uhr gab es eine extreme Verschlimmerung. Die Hände konnten gar nicht so schnell wechseln, wie die Stellen sich änderten, an denen die Beklemmungen auftauchten.

Gegen vier Uhr dachte ich, dass ich es nicht mehr hinbekommen würde, als plötzlich das Telefon scharf wie ein Messer die Atmosphäre durchschnitt. Ich hob ab, eine Stimme sagte: »Ich möchte meine Frau sprechen.«

Zitternd hielt ich ihr den Hörer hin.

Sie nahm ungläubig den Hörer entgegen. Ich hörte nur Gesprächsfetzen: »Wie hast du mich gefunden? Nein, ich komme nicht zu dir zurück. Den Kindern geht es gut.«

Als sie auflegte war sie weiß, wie eine Wand.

»Ich schaffe das alles nicht.« Sie begann zu weinen.

Ich versuchte sie zu trösten. Sie erzählte aus ihrem Leben. Dass auch ihr Mann Asthma hätte. Dass sie sich die Luft zum Atmen nähmen. Dass sie sich einst so geliebt hatten, sich geschworen hatten, dass einer ohne den anderen nicht leben würde. Und dass sie jetzt das Gefühl hatte, dass dieser Schwur sie aneinander ketten würde, dass sie nie mehr ohne einander leben könnten.

Als die Sonne aufging vergingen auch die Beschwerden. Die Patientin schlief ein.

Ich ging nach Hause. Durch die morgendliche Frische. Kaufte Brötchen.

Ich fühlte mich seltsam leer.

Es blieb mir nicht viel Zeit. Ich musste zur Arbeit.

Als ich im Eingang unserer Klinik stand, sah ich unsere Patientin. Sie reiste ab.

»Danke für alles.«

Ich nickte nur.

Als ich unsere Assistenten sah, wurde ich bestürmt mit Fragen. »Wie war die Nacht?«

Was sollte ich sagen?

Auch mein Supervisor war wieder da.

War alles nur ein Traum?

Er teilte mir mit, dass sich der Mann der Patientin in den Morgenstunden erschossen hatte. Sie führe jetzt nach Hause zu ihrer Schwester und ihren Kindern. Sie hatte gesagt, dass sie keine weitere homöopathische Behandlung mehr bräuchte. Ignatia hätte wohl ihre Aufgabe erfüllt, und ich sollte mich ins Bett legen, ich sähe ja aus wie der Tod.

Chronische Krankheiten können durch einen Schwur entstehen.

1.20 Das Gespenst von Canterville

> *Er war auf gerader Strecke direkt gegen den Baum gefahren.*
>
> *Er war direkt tot, seine Freundin hatte es auf wundersame Weise überlebt.*
>
> *»Du hättest an seiner Stelle sterben sollen«, sagte die Mutter.*
>
> *»Warum bist Du noch am Leben, und er nicht?« fragte der Vater.*
>
> *Doch am nächsten Morgen war er wieder da.*
>
> *Er kam wie am Tage des Unfalls die Treppe herunter, wechselte die gleichen Worte mit seinen Eltern und verließ dann das Haus auf die gleiche Weise, wie an seinem Todestag.*
>
> *Er war wieder da!*

Das Ehepaar war in unserer Therapie, beide beklagten den Verlust ihres Sohnes. Beide hatten Beschwerden entwickelt, die sie zum Kommen zwangen.

Sie müssten ihren Sohn gehenlassen.

Die Frau war bereit dazu, der Mann nicht.

Die Frau wurde gesund, der Mann nicht.

Wie beim Gespenst von Canterville saß der Mann jeden morgen an der Treppe, um immer wieder die gleichen Worte zu wechseln, immer wieder die gleichen Geräusche zu hören. Gefangen in einem endlosen Kreislauf sinnloser Wiederholungen.

Die Frau konnte das nicht mehr mit ansehen. Sie zog aus, begann ihr eigenes Leben.

Was mit ihm und seinem Sohn geschah wissen wir nicht.

Chronische Krankheiten können entstehen, wenn wir etwas halten wollen, das wir längst verloren haben.

1.21 Seelenlos

Sie hatte einen wunderbaren Urlaub in Spanien verbracht.

Doch als sie in Deutschland aus dem Flugzeug stieg, war ihr, als hätte sie etwas verloren.

Sie überlegte lange, was es sein könne. Sie fühlte sich leer, so ganz ohne Substanz, so, als würde ein Teil von ihr immer noch in Spanien sein.

Sie flog wieder nach Spanien. Sie fühlte sich wieder voll.

Auf dem Rückflug passierte wieder das Gleiche.

Sie fuhr mit dem Auto nach Spanien. Sie fühlte sich wieder voll.

Auf der Rückfahrt schien es, als könne ein Teil ihrer Seele nicht die Grenze nach Deutschland passieren.

Was sollte sie nur tun?

Es war eine kaum glaubhafte Geschichte, die ich zu hören bekam, aber die Verzweiflung im Gesicht der Patientin war nicht gespielt. Ich ließ mir die Geschichte wieder und wieder erzählen, doch es war im Grunde genommen immer die gleiche Version. Auf eine seltsame Weise war ein Teil ihrer Seele in Spanien geblieben.

Ich fragte mehrmals, ob sie eine Ursache dafür erkennen könne. Sie verneinte.

Gab es irgendetwas Außergewöhnliches?

Nein.

Sie war schon oft in Spanien gewesen, liebte dieses Land, aber so etwas war ihr noch nie passiert.

Mich erinnerte das Geschehen, an Menschen, die unter Schock einen Teil ihrer Seele verlieren, der nicht mehr zurückfindet.

Ich fragte nach einem Schock.

Ja, erzählte sie, ein paar Tage vor dem Abflug war sie mit dem Auto unterwegs. Sie fuhr aus einer der engen Straßen, als ihr plötzlich ein Junge vors Auto sprang. Vor Schreck trat sie voll in die Bremsen. Es war nicht wirklich etwas passiert. Dem Jungen nicht und ihr auch nicht.

Aber seit dieser Begebenheit fühlte sie sich nicht mehr richtig.

Sie erholte sich wieder bis zum Abflug, aber stieg nicht mehr in ein Mietauto ein.

In dem Glauben, dass der Schock letztendlich für den Verlust ihrer Seele verantwortlich war, gab ich ihr Opium C 1000.

Nach ein paar Tagen war ihre Seele wieder da.

Chronische Krankheiten können durch einen unverarbeiteten Schock verursacht werden.

1.22 Besessenheit

Sie hatte zwei Seelen in ihrer Brust.

Eine bewohnte ihren Körper tagsüber, die andere nachts.

Die eine Seele hatte ihren Körper von Anfang an beseelt.

Die andere war erst seit ein paar Tagen da.

Das war nach einem Unfall. Sie hatte helfen wollen. Er lag wie tot, aus seinem Wagen geschleudert, auf dem Boden.

Sie konnte keine Herzschläge mehr fühlen. Keine Atmung mehr.

Sie machte, wie sie es gelernt hatte, Herzmassage und Mund- zu Mund-Beatmung.

Da war er in sie eingefahren.

Ihr Körper kam nicht mehr zur Ruhe, seit er da war. Wie ein lästiger Untermieter hielt er sich nicht an die Regeln, die sie aufgestellt hatte. Er trieb ihren Körper in der Nacht dazu Dinge zu tun, die sie niemals akzeptieren würde. Er rauchte Zigarren, trank Whiskey. Irgendwie waren diese Dinge sogar in ihrem Haus gelandet. Sie wusste nicht wie.

Ein Teil ihres Lebens gehörte nicht mehr ihr.

Anacardium half ihr dabei, den ungeliebten Mitbewohner wieder loszuwerden.

Sie war wieder allein.

Chronische Krankheiten können durch Fremdbesetzung entstehen.

1.23 Herz

Sie hatte auf dem Balkon gestanden, ihm noch lange zum Abschied gewunken.

Er habe ihr noch einmal tief in die Augen geschaut, sagte sie, und sei dann losgefahren.

Er hatte einen Besuch beim Arzt.

Doch er kam nie rechtzeitig zu seinem Termin.

Auf dem Parkplatz vor dem Haus des Arztes hatte er einen Herzinfarkt.

Er war sofort tot.

Die Arztpraxis hatte sich bei ihr erkundigt, ob ihr Mann den Termin vielleicht vergessen hätte.

Sie sagte, er sei schon vor geraumer Zeit losgefahren.

»Ja, ich sehe sein Auto auf dem Parkplatz stehen«, sagte die Sprechstundenhilfe, »ich schau mal nach, was da los ist.«

Er war schon zu lange tot, als dass man noch etwas hätte tun können.

Seitdem hatte sie Herzschmerzen. Wie ihr Mann.

Es hat lange gedauert, bis ich die Geschichte erfuhr. Die Patientin war schon zu oft als psychisch krank eingestuft worden. Die Herzbeschwerden aber waren doch echt.

Keine Untersuchung hatte bisher etwas ergeben.

»Gab es einen großen Kummer in Ihrem Leben?«

Sie erzählte von ihrer großen Liebe, von dem einzigen Mann in ihrem Leben, der ihr etwas bedeutet hatte. Wie er sich um sie gesorgt hatte und immer für sie da war. Wie sehr sie ihn vermisste.

»Glauben Sie, dass er Sie immer noch beschützt?«

Da erzählte sie die ganze Geschichte. Wie sehr sie sich nach ihm sehnte. Wie sie oft seine Anwesenheit spürte. Sie roch manchmal sogar seinen Duft. Hörte seine Stimme.

Er sorgte immer noch für sie.

Ich gab ihr Ignatia, um ihr zu helfen mit diesem tragischen Verlust umzugehen.

Einige Zeit nach der Ignatia-Gabe hatte sie einen Traum. Er hatte an ihrem Bett gestanden. »Du bist jetzt stark genug geworden, dein Leben zu meistern. Ich werde jetzt gehen. Wir sehen uns wieder, wenn deine Zeit gekommen ist.«

Damit verschwand er aus ihrem Leben und mit ihm die Herzbeschwerden.

Chronische Krankheiten müssen nicht immer Ihre eigenen sein, auch wenn Sie sie spüren.

1.24 Missbrauch

Sie war auf einer öffentlichen Toilette gewesen. Eine, von der ihre Mutter immer gesagt hatte: »Halte dich fern, sonst holst Du Dir noch weiß Gott was!«

Sie hatte sich nur noch die Hände waschen wollen.

Plötzlich stand er hinter ihr, hielt ihr ein Messer an die Kehle und befahl ihr keinen Mucks von sich zu geben.

Sie gab keinen Laut von sich, als er an ihrer Unterwäsche nestelte, auch nicht, als er von hinten in sie eindrang.

Er brauchte nicht lange, um zum Erguss zu kommen.

Sie beobachtete sein Gesicht genau im Spiegel.

Sie kannte ihn.

9 Monate später hielt sie ihre Tochter in den Armen.

Tränen liefen ihr die Wangen hinunter.

Vater unbekannt, hieß es.

Sie hat nie jemandem davon erzählt, erst als ihre Tochter nach dem ersten Selbstmordversuch auf der Intensivstation lag, brach sie ihr Schweigen.

Sie selbst starb viel zu früh an Knochenkrebs.

Ihre Tochter lebte viel zu lange mit einem unklaren Hass auf sich selbst.

Sie war eine hübsche Frau, sehr selbstbewusst, sehr lebendig, sehr laut. Sie roch stark nach Zigaretten. Sie war bunt gekleidet, sah fast wie eine Zigeunerin aus. Der dunkle Teint, die wilden Haare und die großen Ohrringe unterstrichen diesen Eindruck.

»Was kann ich für Sie tun?«

Sie lachte. »Mein Herz heilen.«

Sie beschrieb ihre Herzbeschwerden und bekam von mir ein Mittel, das nichts half.

Nach etlichen Gesprächen begann sie, die obigen Hintergründe ihrer Tragödie zu erzählen. Stück für Stück. Ein Puzzleteilchen nach dem anderen.

Durch Zufall erfuhr ich, dass auch ihre Mutter Patientin von mir war. Sie hatten unterschiedliche Namen und vollkommen unterschiedliche Persönlichkeiten.

Von ihrer Mutter erfuhr ich den ganzen Rest.

Um in Ruhe nachdenken zu können, was für ein Mittel für die Patientin passend sein könnte, gab ich ihr eine Blütenessenz – Bleeding Heart, das tränende Herz.

Sie hatte einen unglaublichen Hass auf ihren Erzeuger, den sie auch kannte und zeit ihres Lebens verabscheute.

Den gleichen Hass empfand sie für sich, ohne zu wissen warum.

Der Selbstmordversuch war ein Akt des Hasses, sie wollte sich vernichten, weil sie nicht mit sich leben wollte.

Als sie die Umstände erfuhr, aus denen sie entstanden war, zerriss es ihr fast das Herz.

Doch sie blieb am Leben voller Hass auf sich und ihren Erzeuger.

Sie wollte beide töten. Nur moralische Werte hielten sie davon ab.

Mit Bleeding Heart änderte sich das. Sie begann ihr zerrissenes Herz zu kitten. Sie konnte ihren Hass kontrollieren.

Plötzlich bekam sie eine enorme Wut, wenn sie ein Messer sah. Sie wusste nicht, ob sie nicht jemandem oder sich selbst etwas antun könnte.

Dem konnten ich mit *Mercurius solubilis* Abhilfe schaffen.

Doch eines Tages realisierte sie, was für ein Wunder mit ihr geschehen war, und ihr Hass richtete sich gegen mich.

Unter Einwirkung der Blütenessenz begann sie zu verzeihen. Sich. Ihrem Erzeuger.

Das wollte sie auf keinen Fall.

Sie richtete ihren Hass gegen mich, weil ich ihr das Verzeihen gebracht hatte, sagte sie.

Um mich vor ihrem Hass zu schützen, beendete sie die Therapie.

Chronische Krankheiten können Wurzeln haben, die wir nicht einmal ahnen können.

1.25 Prostitution

Niemand hatte sie auf das Leben vorbereitet, das sie erwartete, nachdem sie von zu Hause fortgelaufen war.

Sie war 13 Jahre und unsicher, wohin ihre Schritte sie tragen sollten. Der Bahnhof wirkte so groß. Sie fühlte sich allein.

Er war groß, gutaussehend, stark.

Er hatte sie angesprochen, mit nach Hause genommen.

»Hier kannst Du erst einmal bleiben!«

Sie war noch Jungfrau, als er sich ihr das erste Mal näherte.

»Jetzt bist Du mein!«, hatte er hinterher gesagt.

Drei Wochen schwebte sie wie im Himmel. Dann erzählte er ihr, dass er Schulden bei den falschen Leuten hatte. Sie würden ihn umbringen, wenn er nicht zahlte.

Ja, sie würde für ihn auf den Strich gehen, das war sie ihm schuldig.

Die ersten Male waren widerlich, doch sie dachte an das Geld.

Als sie nach Hause kam, ihm das Geld gegeben und gebadet hatte, zeigte er ihr seine ganze Liebe.

Sie fühlte sich geborgener und beschützter als je in ihrem Leben.

Offiziell war sie jetzt 18 Jahre alt. Doch innerlich war sie immer noch 13.

Später hatte sie entdeckt, dass er noch andere Freundinnen hatte, danach lernte sie seine Faust kennen, seine dunkle Seite, wie er sie nannte.

Jetzt ging sie aus Angst auf den Strich. Nach kurzer Zeit sah sie wirklich so alt aus, wie sie vorgab zu sein.

Die ersten Beschwerden stellten sich ein, doch er zwang sie zu arbeiten.

Sie lernte jemand anders kennen, der sie zu sich nach Hause nahm, sie aus dem Milieu herausholen wollte.

Was sie nicht wusste war, dass er sie für 10 000 DM losgekauft hatte.

Sie schwebte im siebten Himmel, bis sie von seinen Schulden erfuhr.

Ihr Magendruck wurde immer schlimmer. Mit Übelkeit ging sie zur Arbeit, mit Übelkeit ging sie nach Hause.

Sie hatte einen übel riechenden Ausfluss entwickelt, der ständig unterdrückt wurde, damit sie ihrer Arbeit nachgehen konnte.

Eines Tages, bei einer Razzia flüchtete sie sich in die Arme des Polizisten, der die Razzia durchgeführt hatte.

Er nahm sie mit nach Hause.

Aber auch er hatte Schulden.

Um seine Ruhe zu haben zahlte er 8 000 DM an ihren Vorbesitzer.

Sie wusste davon nichts.

Sie wusste auch nicht, dass ihr Marktwert gesunken war. Das fand sie erst später heraus.

Tagein tagaus ging sie zur Arbeit. Ihr Magen revoltierte. Der Scheidenausfluss ließ sich nur mit Mühe kontrollieren.

Eines Tages fällte sie die Entscheidung, ihr Leben zu verändern.

Sie sah jetzt älter aus, als sie vorgab zu sein.

Sie plante sorgfältig, wie sie verschwinden würde. Sie brauchte eine neue Identität. Sie brauchte Papiere.

Je mehr sie an ihre Flucht dachte, desto fröhlicher wurde sie. Ihr Magendruck ließ allmählich nach.

Am Tag ihrer Flucht lernte sie einen Polizisten kennen.

Er nahm sie mit nach Hause.

Er hatte keine Schulden.

Der Magendruck war weg, der Ausfluss blieb.

Hier half Staphysagria.

Manchmal wartet eine chronische Krankheit Ihre Entscheidung ab, bevor sie verschwindet.

1.26 Selbstmord

Sie hatte alles vorbereitet. Den Strick hatte sie im Baumarkt gekauft. Die Leiter ebenfalls.

Sie hatte alles auf den Dachboden getragen, heimlich, damit er nichts davon mitbekam.

Es war ihr gelungen.

Schwer war es, den Strick über den Dachbalken zu werfen, aber auch das hatte sie geschafft.

Sie hatte das eine Ende an einem Haken befestigt.

Das andere Ende hatte sie zu einer Schlaufe verknotet. Sie wusste nicht, wie man einen vernünftigen Henkersknoten macht, der einem beim Fall direkt das Genick bricht.

Sie würde leiden müssen, aber das wollte sie schon von dem Moment an, als er sie zwang die Abtreibung durchführen zu lassen.

Er wollte keine Kinder, war noch nicht bereit dafür.

Den ganzen Weg zum Krankenhaus hatte sie geweint. Sie weinte noch, als sie aus der Narkose erwachte.

Danach ergriff eine große Traurigkeit ihr ganzes Sein. Sie wollte die innere Leere, die sich ausbreitete nicht mehr spüren. Der Strick schien ihr eine wilkommene Lösung für ihre Entscheidungsschwäche.

Warum hatte sie sich nicht für das Kind entschieden?

War einfach abgehauen?

Ihn verlassen?

Sie konnte nicht. Sie war in der Leere zwischen den Entscheidungen gefangen, und so wurde über sie bestimmt.

Jetzt gab es kein Kind.

Aber es gab den Strick.

Plötzlich hörte sie ihn rufen.

Er lief die ganze Wohnung ab, bis er sie auf dem Dachboden fand. Der verräterische Strick baumelte über ihren beiden Köpfen.

Er brachte sie zu einer Freundin, der sie die ganze Geschichte erzählte.

Anacardium half ihr, mit dieser Situation fertig zu werden. Anacardium half Lösungen zu finden.

Ihr Mann war jetzt bereit für ein Kind. Sie wurde wieder schwanger.

Alle freuten sich auf das Kind, bis sie erfuhren, dass es zwei Kinder sein würden – Zwillinge.

Der Mann zwang sie zur Abtreibung.

Wieder stand sie auf dem Dachboden.

Anacardium konnte ihr nicht mehr helfen.

Was sie brauchte, war eine Entscheidung, die ganz alleine aus ihr selbst heraus kam.

Eine Entscheidung, die sie ins Leben zurückbringt und nicht aus dem Leben forttreibt.

Manchmal müssen wir uns selbst entscheiden, welches Leben wir führen wollen. Ist die Entscheidung nicht gefallen, scheint das Leben sich gegen uns verschworen zu haben.

1.27 Hodenkrebs

Sein großer Traum war es, ein Kinderbuch zu schreiben.

Aber er hatte keine Zeit. Es gab die Arbeit. Es gab die Familie.

Und so wurde der Traum immer weiter verschoben.

Dann bekam er Hodenkrebs. Der Hoden wurde operiert.

Er saß zu Hause. Er saß vor dem Fernseher. Er schaute Sport. Er trank Bier.

Eine Nachbarin kam vorbei, um nach ihm zu sehen.

»Wolltest du nicht dein Kinderbuch schreiben? Jetzt hast du doch Zeit dafür.«

Er wusste nicht, was er antworten sollte.

Doch sein Körper antwortete stattdessen.

Drei Tage später war er tot.

Manchmal entstehen chronische Krankheiten aus unseren unerfüllten Träumen, die sich nach Erfüllung sehnen.

1.28 Großmutter

Das Ekzem bestand noch nicht so lange.

Bei seiner Geburt war er erscheinungsfrei.

Das Ekzem begann erst, als seine Großmutter zu Besuch da war.

Er liebte seine Großmutter über alles.

Seine Mutter dagegen verfluchte die Zeit, wenn die Großmutter da war, da sie nur noch als Sklave missbraucht wurde. Um ihren »Jungs« die Freude nicht zu verderben, machte sie gute Miene zum bösen Spiel und schluckte alle Demütigungen und Kränkungen herunter, die die Großmutter auf sie einprasseln ließ.

Die Mutter bekam Staphysagria, um die konstanten Demütigungen zu verarbeiten. Mit der Gesundung der Mutter verschwand auch das Ekzem des Jungen.

Chronische Krankheiten müssen nicht Ihre eigenen chronischen Krankheiten sein.

1.29 Epilepsie

Es sah grotesk aus, wenn die beiden Möpse epileptische Anfälle bekamen.

Sie rollten Ihre Augen nach oben, Speichel rann ihnen aus dem Mund. Sie zuckten beide heftig und bissen sich dabei auf die Zungen, bis sich der Speichel schaumig rosa verfärbte.

Nach dem epileptischen Anfall brauchten sie Ruhe. Sie schliefen nahezu 24 Stunden.

Alle Behandlungen (schulmedizininisch und homöopathisch) hatten keine Besserung ergeben.

Als die Besitzerin in Rente ging, hörten die Anfälle schlagartig auf und kamen nie wieder.

... auch bei Tieren.

1.30 Mutter

Sie hasste ihre Mutter. Schon als Kind hatte ihre Mutter sie mit einem Fieberthermometer entjungfert, und auch weitere missbräuchliche Aktivitäten standen auf der Tagesordnung.

Sie vermochte sich nicht zu wehren. Sie war noch zu klein.

Erwachsen geworden, hatte sie mehrmals versucht sich das Leben zu nehmen. Immer dann, wenn der Hass auf ihre Mutter besonders groß geworden war, versuchte sie sich zu töten.

Sie war selbst ihre Mutter geworden.

Manche chronische Krankheiten entstehen, weil wir noch nicht wir selbst sind.

1.31 Biene

Es war ein ganz normaler Reitunfall.

Sie waren im Gelände.

Überall flogen Bienen auf Nahrungssuche herum.

Eine war in ihren geöffneten Mund geflogen.

In Ihrer Panik hatte die Biene zugestochen.

Der Hals schwoll an und die Frau drohte zu ersticken.

Nur durch ein Wunder konnte sie gerettet werden.

Seither hatte sie Angst vor Bienen. Sie traute sich nichts zu essen, nichts zu trinken.

Sie hatte vier Jahre Psychotherapie hinter sich, doch nichts half.

Eine Gabe Ignatia tat es. Der Spuk war vorbei.

Chronische Krankheiten können entstehen, wenn wir einen Schock nicht verarbeitet haben.

1.32 Vergiftung

Er war Chemiker. Leitete ein Labor, in dem auch giftige Substanzen zum Einsatz kamen.

Etwa 40 Jahre arbeitete er in diesem Labor.

Er wurde grau, bekam eine Vitiligo[3]*, und mit der Zeit stellten sich Kopfschmerzen ein, Migräne, wie er es nannte, die er nicht mehr los wurde.*

Er bekam Nux vomica, um die Arzneikrankheit zu behandeln. Nux vomica half wunderbar.

Wir versuchten das Mittel zu wechseln, da sich Arsenicum-Symptome in den Vordergrund schoben.

Arsenicum verschlimmerte erheblich.

Wir wechselten zu Nux vomica.

Nach einer gewissen Zeit schien die Symptomatik auf Acidum oxalicum zu weisen. Wir wechselten das Mittel.

Wir hätten es nicht tun sollen.

Wir kehrten zu Nux vomica zurück.

Nach einer gewissen Zeit glaubten wir Sulphur-Symptome zu entdecken.

Es waren keine Sulphur-Symptome.

Wir kehrten zu Nux vomica zurück.

Wir rieten dem Mann wiederzukommen, wenn Nux vomica nicht mehr helfen sollte.

Das war vor 10 Jahren.

Chronische Krankheiten können Ausdruck einer tief sitzenden Arzneikrankheit sein.

1.33 Inkarnation

Nach der Geburt bewegte er sich nicht viel.

Sein Gesichtsausdruck war leer.

[3] Weißfleckenkrankheit

Es war, als wäre hinter den Augen keine Seele zu erkennen.

Er reagierte nicht auf seine Umwelt.

Machte keine Anstalten zu krabbeln, zu greifen. Er starrte nur in eine Welt, die er nicht zu begreifen schien.

Wir behandelten den Jungen mit Oleum jecoris aselli und Thuja, den für uns besten Inkarnationsmitteln.

Es dauerte drei Monate.

Plötzlich schrie etwas mitten in der Nacht, wo sonst nur Stille war.

Als die Eltern in sein Zimmer rannten, um zu sehen, was passiert war, sah er sie an.

Er war angekommen.

Manche chronischen Krankheiten entstehen, weil Sie nicht da sind, wo Sie sein sollten.

1.34 Alkohol

Er litt unter starken Lernstörungen und heftigen Wutausbrüchen.

Er hatte eine starke Angst vor Hunden.

Nachts hatte er wunderschöne Träume, die plötzlich brutal umschlugen und ihn aufwachen ließen.

Nach drei Konsultationen und fehlerhaft wirkenden Mitteln, wurde uns langsam klar, dass der Junge Absinth brauchte.

Absinth ist ein häufiges Mittel nach ererbtem Alkoholismus.

Nur, wo war der Alkoholismus?

Beide Eltern waren Zeugen Jehovas. Sie hatten beide noch nie in ihrem Leben Alkohol getrunken.

Nur intensives Nachfragen brachte die Alkoholkrankheit des Großvaters ans Licht.

Nachdem wir diese Bestätigung bekommen hatten, gaben wir dem Jungen Absinthium C 30.

Was dann folgte, war die Hölle für die Eltern, es war als wäre der Großvater in seinen schlimmsten Phasen wieder zurückgekehrt.

Der Junge war vollkommen süßigkeitssüchtig. Er stahl, er log, er versteckte im ganzen Haus Süßigkeiten. Als wäre der Geist des Großvaters zurückgekehrt.

Nach einer Woche ließ der Spuk nach.

Es gab keine Aufforderungen mehr, zur Schule zu kommen. Keine blauen Briefe. Keine Wutausbrüche.

Es war, als hätte der Junge den Großvater vollkommen abgeschüttelt und wäre endlich zu sich selber gekommen.

Chronische Krankheiten können Generationen überspringen.

1.35 Atypische Erdbeerallergie

»Wir haben unseren Sohn nicht impfen lassen.«

»Wir haben unseren Sohn nicht impfen lassen.«

»Wir haben unseren Sohn nicht impfen lassen.«

Wir bekamen einen Anruf, ob wir auch in der Lage seien eine »atypische Erdbeerallergie« zu therapieren.

Wir wussten nicht, ob wir das konnten, aber wir luden die Patienten ein, zu uns zu kommen.

Die »atypische Erdbeerallergie« war in einem renommierten Krankenhaus diagnostiert worden.

Uns erinnerte die Erscheinung an Pocken, weshalb unsere erste Frage war, ob das Kind, ein 10 Jahre alter Knabe, geimpft worden sei.

Die Antwort auf die Frage können Sie oben lesen.

Nachdem die Impfung als Ursache auszuschließen war, suchten wir nach weiteren möglichen Ursachen, konnten aber nichts finden. Also fragten wir erneut nach einer Impfung.

Die Antwort auf die Frage können Sie oben lesen.

Da die Impfung als Ursache auszuschließen war, repertorisierten wir die Erscheinugen und kamen auf Thuja, eines unserer besten Impfmittel.

»Haben Sie Ihr Kind impfen lassen?«

Die Antwort können Sie oben lesen.

Nachdem wir alles gefragt hatten, nachdem uns die atypische Erdbeerallergie genauso atypisch vorkam wie die atypische nicht vorhandene Impfung, wurden meine Frau und ich langsam wütend, da wir genau spürten, dass da etwas im Busch war, was sie partout nicht verraten wollten.

Nachdem wir drei mal nach der Impfung gefragt hatten, änderten wir den Fragetyp. Unsere Frage wurde eine Aufforderung.

»Sie sagen uns jetzt, wann genau Sie Ihren Sohn geimpft haben!«

»Vor zwei Wochen, aber das hat nichts mit der atypischen Erdbeerallergie zu tun.«

»Natürlich nicht!«

Wir verschrieben also Thuja, das Hauptmittel für die »atypische Erdbeerallergie, die nichts mit einer Impfung zu tun hat«.

Und bekamen etwa eine Stunde später den Anruf (über ein Handy den Fluch/Segen der heutigen Zivilisation), dass die Erscheinungen bereits abklangen.

Am nächsten Tag waren sie vollständig verschwunden und die hoch dosierten Cortison-Gaben, die man im Krankenhaus in Erwägung gezogen hatte, als einzige Möglichkeit, einer atypischen Erdbeerallergie zu Leibe zu rücken, waren überflüssig geworden.

Sie wollen sicher noch wissen, was so atypisch an der Erdbeerallergie war?

Das atypische war nicht die Reaktion, sondern die Tatsache, dass der Junge keine Erdbeeren gegessen hatte.

Na ja, geimpft worden war er ja auch nicht.

Impfungen können atypische Erdbeerallergien und andere chronische Krankheiten erzeugen, selbst wenn sie nicht durchgeführt wurden.

2 Wie entstehen chronische Krankheiten?

2.1 Die Ursache

Wenn Sie sich die Auflistung der Geschichten anschauen, die Sie im ersten Kapitel lesen durften, so mögen Sie vielleicht verwirrt sein, aus wie vielen Gründen chronische Krankheiten entstehen können, doch in Wahrheit steht nur eine Ursache dahinter,

der Organismus kann etwas nicht verarbeiten.

Das können im einen Fall Nahrungsmittel sein, im anderen Fall ein Ereignis aus der Vergangenheit oder Gegenwart, das können Arzneien sein, die der Organismus nicht verstoffwechseln kann, das können erbliche Belastungen sein, die den Organismus mit Krankheitsmustern oder unbewältigten Konflikten überfrachten.

Wie auch immer wir die Medaille drehen, es steht eine unbewältigte Situation hinter einer chronischen Krankheit.

Die einzige Ursache einer chronischen Krankheit ist die Nichtverarbeitung von etwas, das verarbeitet werden müsste.

2.2 Die Folge

Jetzt könnten wir natürlich auf die Idee kommen, dass wir dem Organismus nur dabei zu helfen bräuchten, das, was nicht verarbeitet wurde, zu verarbeiten, aber das ist leider nicht richtig.

Das liegt daran, dass der Organismus versucht, auf verschiedenste Weise mit dem Unverarbeiteten umzugehen, was dazu führt, dass es nicht mehr reicht das Unverarbeitete zu verarbeiten.

Dazu gleich mehr.

Dennoch ...

Chronische Krankheiten lassen sich nur heilen, wenn das Unverarbeitete verarbeitet wird.

2.3 Aller guten Dinge sind drei

Bevor wir die Hintergründe einer chronischen Erkrankung verstehen können, ist es sinnvoll, eine alte Binsenweisheit ein wenig zu untersuchen.

Wir wissen, dass wir ein Farb-Universum aus drei Primärfarben konstruieren könnten:

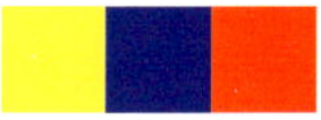

Diese drei Farben stehen auch stellvertretend für drei Gesetze, aus denen alles, was wir kennen, entstanden sein soll.

Die Gesetze:

der Anziehung	des Ausgleiches	der Abstoßung
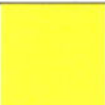		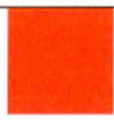

Auch unser Immunsystem scheint diese Gesetze zu kennen, denn es gibt genau drei Immunreaktionen, die diesen Gesetzen entsprechen:

der Anziehung	des Ausgleiches	der Abstoßung
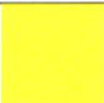		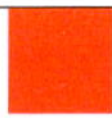
konstruktive Abwehr	physiologische Abwehr	destruktive Abwehr

Die physiologische Abwehr

Die physiologische Abwehr nutzt das Gesetz des Ausgleiches zu ihrer Verteidigung, es finden keine sichtbaren Veränderungen der Zelle statt. »Physiologisch (physis = die Natur) bedeutet, normales, gesundes Funktionieren.[4, S. 38]

Die konstruktive Abwehr

Bei der konstruktiven Abwehr finden sich *»Akkumulationen«*, Anhäufungen in der Zelle, die nur auftauchen können, wenn sich das Gesetz der Anziehung aktiviert hat. »Die Zellwand beginnt sich mittels Anhäufung von Lipiden, Proteinen, Glykogen, etc. zu verdicken.«[4, S. 41]

Die destruktive Abwehr

Der dritte Verteidigungsmechanismus aktiviert das Gesetz der Abstoßung. Hierbei findet Zelluntergang statt, dessen Schutt dann wieder recycelt werden muss. Es ist die Verteidigung, zu der der Organismus nur in absoluten Notfällen greift.

Allgemein ist die Reihenfolge der Abwehrmechanismen:

1. physiologische Abwehr
2. konstruktive Abwehr
3. destruktive Abwehr

Ähnlich, wie es drei Arten der Immunreaktionen gibt, gibt es drei Erkrankungstiefen, in denen wir chronische Erkrankungen beobachten können.

	Gesetz der Anziehung	Gesetz des Ausgleiches	Gesetz der Abstoßung
Ebene der Abstoßung			
Ebene des Ausgleiches			
Ebene der Anziehung			

Betrachten wir also chronische Krankheiten, so werden wir immer ein Gemisch aus Ebene und Gesetz finden.

Die unterste und gesündeste Ebene hat die Aufgabe, Erkrankungen aus dem Körper zu ziehen und zu sammeln, damit sie über die Haut ausgeschieden werden können.

Betrachten wir die erste Ebene ein wenig genauer.

2.4 Die erste Ebene

Auf der ersten Ebene finden wir drei Typen von chronischen Krankheiten, die damit beschäftigt sind, die Resultate dessen, was nicht verarbeitet werden kann, auszuscheiden. Sie gehen dabei auf unerschiedliche Weise vor.

Ziel dieser drei Krankheiten oder Krankheitsphasen ist es, ein Ausscheidungsprodukt möglichst nahe an die Hautoberfläche zu bekommen, damit es von dort, meist über einen Hautausschlag, ausgeschieden werden kann.

Die chronische Krankheit, die nach dem Gesetz der Anziehung arbeitet, versucht es über Fieberreaktionen. Im Feuer soll die Erkrankung verbrannt werden, damit die Schlackenstoffe dann über die Haut ausgeschieden werden können.

Symptome sind demnach: immer wieder auftretende Fieberreaktionen, manchmal auch Fieberkrämpfe, leichte Erregbarkeit und noch vieles mehr.

Die chronische Krankheit, die versucht mit Hilfe des Gesetzes des Ausgleiches die Erkrankung auszuschleusen, zeigt juckende, trockene Hautrötungen, die immer mal wieder auftauchen, immer mal wieder abblassen, je nachdem, wie stark der innere Druck geworden ist.

Die chronische Krankheit, die mit dem Gesetz der Abstoßung arbeitet, zeigt Recycle-Prozesse, Kompostierungen. Wir haben es hier eher mit Hautpilzerkrankungen zu tun, ringförmigen Erscheinungen, Kälte und Schwäche. Der Organismus geht diesen Weg nicht gerne.

Ist die Ausscheidung über die Haut nicht mehr möglich oder werden diese drei Formen chronischer Erkrankungen falsch behandelt, aktiviert der Organismus die zweite Erkrankungs-Ebene.

Die Heilgesetze bleiben auch auf dieser Ebene erhalten.

2.5 Die zweite Ebene

Charakteristisch für die zweite Ebene der chronischen Krankheit ist die Tatsache, dass die Erkrankung von der Haut verschwunden ist, stattdessen aber nun die inneren Organe befällt.

Hier sind vor allem die Schleimhäute angegriffen, die ja auch noch eine Verbindung nach außen aufrecht erhalten, nur nicht mehr so direkt wie die Haut.

Ebenfalls ist das Lymph- beziehungsweise Blutsystem betroffen.

Auf der zweiten Ebene sieht der Organismus immer noch Möglichkeiten, die Erkrankung auszuscheiden. Da der Weg über die Haut aber nicht funktioniert hat oder nicht mehr oder noch nicht funktioniert, finden Ausscheidungen auf anderen Ebenen statt, über Durchfall, Bronchitiden, Harnwege usw.

Auch ist charakteristisch, dass die chronische Krankheit nicht konstant ist, sondern einer gewissen inneren Rhythmik folgt (chronisch rezidivierend).

Auf dieser Krankheitsebene werden in der Schulmedizin meist Antibiotika eingesetzt.

Auch hormonelle Störungen können bereits auf dieser Krankheitsebene auftauchen.

Diese chronische Erkrankung arbeitet mit dem Gesetz der Anziehung. Hier finden wir die meisten Allergien, Neigung zu Bronchitiden, spastische Bronchitis, beginnendes Asthma, Durchfallserkrankungen.

Diese chronische Krankheit arbeitet mit dem Gesetz des Ausgleiches. Bei chronischen Erkrankungen dieser Art stehen das Immun- und das Verdauungssystem im Vordergrund. Es kommt zu Lymphknotenschwellungen, Verdauungsstörungen jeglicher Art, egal ob körperlich, geistig oder emotional.

Diese chronische Krankheit arbeitet mit dem Gesetz der Abstoßung. Hier finden sich die meisten Parasitosen. Würmer, Pilzerkrankungen, Herpes, nicht nur auf der Haut, sondern auch im Inneren des Körpers. Auch die Malaria gehört dazu und alle anderen Erkrankungen, die eine gewisse Periodizität zeigen und die Milz schädigen.

2.6 Die dritte Ebene

Wenn sich die chronische Krankheit auf der dritten Ebene befindet, dann befinden wir uns auf der Ebene der Abstoßung. Das bedeutet: der Organismus sieht keine Möglichkeit mehr, die Erkrankung nach außen zu bringen, weshalb er sie im Inneren ablagert.

Diese Ebene gehorcht nicht mehr der Heilungssprache des Organismus.

Auf dieser Ebene wird in der Schulmedizin meist Cortison eingesetzt, um die Heilungssprache des Organismus zu blockieren.

Diese chronische Erkrankung arbeitet mit dem Gesetz der Anziehung. Hier finden Prozesse ihren Anfangspunkt, die im Laufe der Zeit immer größer werden, zum Beispiel Tumoren, Warzen, Kondylome.

Diese Tumoren werden in der Schulmedizin als gutartig klassifiziert, da sie nicht zur Entartung neigen. Dennoch können sie an einem Ort auftauchen, der wenig Raum zur Ausbreitung bietet, was bedeutet, dass ihr Wachstum einen erheblichen Schaden anrichten kann.

Weiterhin gehören rheumatische Erkrankungen hierher und sämtliche Steinleiden.

Diese chronische Erkrankung arbeitet mit dem Gesetz des Ausgleiches. Im Volksmund nennen wir diese Erkrankung Krebskrankheit, was aber nichts anderes bedeutet, als dass es sich um eine Erkrankung handelt, die aus Unterdrückungen resultiert, die ein Bein im Gesetz der Anziehung (Tumorwachstum) und das andere Bein im Gesetz der Abstoßung (Zerstörung; Malignität) hat. Wenn man diese chronische Krankheit behandelt, wird man oft einen Rückgang der Unterdrückungen beobachten können, aber auch eine Verschiebung oder Spaltung in ihre beiden Äste (Tumor + Zerstörung).

Diese chronische Krankheit arbeitet mit dem Gesetz der Abstoßung. Hier sind nahezu nur noch Zerstörungen an der Tagesordnung, und der Gebrauch von Cortison dürfte sehr hoch sein. Erkrankungen wie Multiple Sklerose, amyotrophe Lateralsklerose, Morbus Alzheimer und viele mehr gehören in diesen Bereich.

2.7 Ausblick

Mit diesen relativ wenigen Grundvoraussetzungen, haben wir die Grundbausteine zur Heilung chronischer Krankheiten gelegt.

Sie sehen, dass das System der chronischen Krankheiten ein sehr Einfaches ist. Es besteht lediglich aus drei Spalten, die von den drei besprochenen Gesetzen regiert, und den drei Erkrankungs-Ebenen, die ebenfalls nach den Reaktionsmustern der drei Gesetze arbeiten.

Die meisten chronischen Krankheiten lassen sich mit diesem einfachen Modell ausheilen, wenn die Zerstörung nicht zu weit fortgeschritten ist.

In diesem Modell nicht erfasst sind die Arzneikrankheiten oder Vergiftungen aller Art, und nicht die schicksals- oder gottgegebenen Erkrankungen.

Mit diesem Modell lassen sich daher die meisten unserer chronischen Krankheiten therapieren, unabhängig davon, ob sie erworben oder ererbt sind. Immer in den Grenzen, die eine veränderte oder zerstörte Anatomie zulässt. (Schaut man sich die geheilten Fälle chronischer Krankheiten an, so werden wir feststellen, wie weit die Grenzen gesteckt sind. Vielfach sind die Grenzen, die unsere Vorstellung sich steckt, viel enger, als die Grenzen des tatsächlich Möglichen!).

Voraussetzung der Heilung chronischer Krankheiten ist eine exzellente Kenntnis der Heilungssprache unseres Organismus. Dies ist die Voraussetzung, um mit dem Organismus über Medikamente kommunizieren zu können.

Doch wenn Sie die Heilungssprache gut gelernt haben, dürfte Ihnen die Heilung auch schwieriger chronischer Krankheiten durchaus gelingen.

Schauen wir uns an, wie das gemacht wird.

3 Die Heilsprache der chronischen Krankheiten

In der Therapie chronischer Krankheiten, werden vereinfacht zwei Wege verfolgt.

1. Der eine Weg dient der Heilung der chronischen Krankheit.
2. Der andere Weg der Verstoffwechselung und Ausscheidung von Fremdstoffen und Ablagerungen aus dem Organismus.

Aber beginnen wir am Anfang:

Wir hörten, dass jeder chronischen Krankheit eine Verarbeitungsstörung zugrunde liegt.

Wäre der Organismus gesund, würde er nur akute Krankheiten produzieren, das heißt, es könnte gar nicht zu einer chronischen Krankheit kommen.

Das Ur-Muster einer akuten Krankheit ist das Drei-Tage-Fieber.

3.1 Das Drei-Tage-Fieber

Das Drei-Tage-Fieber bekam seinen Namen daher, dass es meist nur drei Tage anhält, danach ist der Mensch wieder gesund.

Diese Reaktionsweise finden Sie oft bei Kindern, die plötzlich krank werden, ein hohes Fieber entwickeln, und dann wieder gesund durchs Leben springen.

Bei älteren Menschen ist diese gesunde Reaktionsweise oft verschwunden.

Die drei Tage des Drei-Tage-Fiebers stehen unter der Wirkung unserer bekannten drei Gesetze.

1. Der erste Tag steht unter dem Gesetz der Anziehung, alles, was der Körper verarbeiten möchte, wird gesammelt, und der Feuerungprozess für die Verbrennung der Schlackenstoffe wird angeheizt.
2. Der zweite Tag steht unter dem Gesetz des Ausgleiches. Die zu verarbeitenden Stoffe wurden gesammelt und werden jetzt verstoffwechselt.
3. Der dritte Tag steht unter dem Gesetz der Abstoßung. Alles, was verbrannt werden musste, wurde verbrannt, die Schlackenstoffe, die bei diesem Prozess entstanden sind, werden jetzt über die Haut und die Schleimhäute nach außen transportiert.

Nach diesem gesunden Verarbeitungsprozess ist der Organismus wieder gesünder, als er vor der Episode war.

Das Leben kann weitergehen.

Es entwickelt sich keine chronische Krankheit.

3.2 Die erste Ebene

Wenn der Organismus nicht mehr ganz gesund ist, dann finden sich in diesem Prozess bereits Störungen ein, die den Grundstein für weitere Krankheiten oder besser ausgedrückt, Krankheitsphasen legen.

Erkrankungen auf dieser Ebene, der Ebene der Anziehung, sind entweder ererbt oder entstehen durch Fehlbehandlung akuter Erkrankungen.

Sie folgen immer noch dem Muster des Drei-Tage-Fiebers, obwohl hier bereits eine Zeitverzerrung, die für chronische Krankheiten charakteristisch ist, auftritt.[1]

Wir sprachen im vorigen Abschnitt von Störungen des ersten, zweiten oder dritten Tages, bei einer chronischen Krankheit verändern sich aber die Zeitdimensionen, das bedeutet, dass die Reaktionen, die im Drei-Tage-Fieber in Tagen ablaufen, bei chronischen Krankheiten Wochen, Monate, Jahre dauern können, weshalb es schwierig erscheint, den Bezug zum Drei-Tage-Fieber herzustellen.

Wir werden aber weiterhin von Beschwerden des ersten, zweiten oder dritten Tages sprechen, obwohl die Tage vielleicht Jahre lang sind, um Sie nicht zu verwirren.

Aber vielleicht ist gerade das verwirrend.

Betrachten wir daher die einzelnen Phasen des Drei-Tages-Fiebers noch einmal, setzen aber voraus, dass eine Verarbeitungsschwäche vorhanden ist, die zu einer Chronifizierung des Leidens führt.

[1] Chronisch kommt von Chronos = Zeit.

Der erste Tag

Wir stellten den ersten Tag des Drei-Tages-Fiebers unter das Gesetz der Anziehung. Wie äußert sich eine Verarbeitungsstörung in diesem Bereich?

Normalerweise sammelt der Organismus in dieser Phase alles Krankhafte, das verstoffwechselt und ausgeschieden werden soll. Es wird das Feuer angefacht.

Wenn eine Verarbeitungsschwäche vorliegt, geht dieser Prozess der Sammlung nicht so ohne weiteres vonstatten.

Es kann geschehen, dass der Organismus Schwierigkeiten bei der Sammlung hat, das heißt, der Prozess wird verlängert, dauert vielleicht nicht einen, sondern zwei Tage.

Das wiederum hat zur Folge, dass der Organismus zu lange »feuern« muss, was seine Reserven erschöpft. Nach durchgemachter Erkrankung fühlt sich der Organismus ausgelaugt und nicht mehr frisch, wie nach einem normal funktionierenden Drei-Tage-Fieber.

Es kann aber auch der »Feuerungsprozess« gestört sein. In diesem Fall kann es geschehen, dass die Aktivierung, die für den Feuerungsprozess notwendig ist, auf andere Organsysteme übergreift, die für den »Feuerungsprozess« nicht notwendig sind.

Es kommt zu Fieberkrämpfen, spastischer Atmung, eventuell sogar zu einem epileptischen Anfall.

Entwickelt sich aus der Störung des ersten Tages eine chronische Krankheit, weil sich dieser Prozess vom Gesamtgeschehen entkoppelt, dann haben Sie wiederholt hohe Fieberattacken, die aber nicht heilsam sind, sondern den Organismus erschöpfen. Oder Sie haben eine Anfälligkeit für spastische Bronchitiden oder sogar eine dauerhafte Epilepsie.

Der zweite Tag

Der zweite Tag des Drei-Tage-Fiebers dient der Verstoffwechselung. Es regiert das Gesetz des Ausgleiches.

Liegen an dieser Stelle Verarbeitungsstörungen vor, dann kann der Organismus das gesetzte Ziel des Verarbeitens nicht oder nicht in gewünschter Weise erreichen.

Die Verarbeitung jeglicher Art von Eindrücken geschieht über das Verdauungssystem, das heißt weitestgehend über Leber, Magen-Darmsystem und bei der

Verarbeitung seelischer Eindrücke auch über Herz und Gehirn.

Das heißt, das es an diesem zweiten Tag zu Verdauungsstörungen, Herzbeschwerden oder Kopfschmerzen kommen kann.

Entwickelt sich aus diesen Reaktionweisen eine chronische Krankheit, weil sich diese Reaktionsphase fixiert, so bekommen Sie chronische Verdauungsstörungen, chronische Herzbeschwerden und chronische Kopfschmerzen.

Diese Beschwerden müssen nicht konstant sein, sondern können sich mit Phasen des relativen Wohlbefindens abwechseln.

Der dritte Tag

> Der dritte Tag des Drei-Tage-Fiebers stand unter dem Einfluss des Gesetzes der Abstoßung.
>
> »Alles muss raus!«

Das ist normalerweise die Phase, in der die heilenden Schweiße, der heilende Urinfluss oder der heilende Stuhlgang stattfinden. Manchmal auch die heilende Bronchitis.

Wenn der Körper den heilenden Schweiß nicht produzieren kann, können die Schlackenstoffe nicht ausgeschieden werden und werden irgendwo im Körper deponiert. Wenn Schweiß produziert wird, ist dieser aber nicht heilend, es fließt zwar Wasser, aber es findet keine Ausscheidung der Schlackenstoffe statt.

Das Gleiche gilt für Urin oder Stuhlgang.

Entwickeln sich daraus chronische Störungen, weil sich dieser Prozess festhakt, so kann eine unnatürliche Schweißneigung entstehen.

Oder es kommt zu einer Urinstörung mit Bettnässen, unwillkürlichem Harnverlust oder ständigem Harndrang.

Oder es kommt zu chronischen Durchfallserkrankungen.

Oder es kommt zu einer unnatürlichen Anfälligkeit für katarrhalische Bronchitiden.

Sie sehen, aus der Verarbeitungsschwäche des Drei-Tage-Fiebers können eine Menge chronischer Beschwerden entstehen, je nachdem, ob Sie eine Störung des ersten, zweiten oder dritten Tages haben.

Die Kombination der drei Tage

Schwieriger wird es dann, wenn nicht die Störung eines Tages dominiert, sondern die Störung mehrere Tage umfasst. Dann können Sie ein Gemisch der beschriebenen Beschwerden haben, Die entweder alle gleichzeitig vorhanden sind, was sehr selten geschieht, oder sich in einer gewissen Regelmäßigkeit abwechseln.

Wir sprechen dann von alternierenden (abwechselnden) oder intermittierenden (unterbrochenen) Beschwerden.

In diesen Fällen wird die Schwächung allgemein als sehr groß empfunden.

Die Frage die sich an dieser Stelle stellt, ist:

- Was geschieht mit den Stoffen, die nicht ausgeschieden werden konnten?

Und das ist eine sehr wichtige Frage, der wir den nächsten Abschnitt widmen wollen.

3.3 Die zweite Ebene

Krankheiten dieser Ebene, der Ebene des Ausgleiches, sind entweder angeboren, entstehen durch Unterdrückung oder Fehlbehandlung aus der ersten Ebene, der Ebene der Anziehung, oder durch natürliche Schwächung

Im Unterschied zur vorigen Ebene, in der das Gesetz der Anziehung (Ebene der Anziehung) dominiert, und die Erkrankung gesammelt wird, um sie ausscheidbar zu machen, dominiert hier ein ambivalentes Verhalten.

Manchmal funktioniert diese Ebene wie die erste Ebene, manchmal wie die dritte, manchmal schwankt das Verhalten hin und her.

Der erste Tag

Der erste Tag steht unter dem Gesetz der Anziehung, hier auf der Ebene des Ausgleiches.

Chronische Erkrankungen, die unter diesem Gesetz stehen, haben immer noch die Aktivierung des ersten Tages in sich, aber jetzt nicht mehr in Form des Fiebers, sondern in Form anderer Reaktionsweisen.

Schon auf der ersten Ebene haben wir Symptome jenseits des Fiebers gestreift, zum Beispiel die spastische Bronchitis oder die Epilepsie.

Diese Überspannung, diese Verkrampfung ist charakteristisch für Erkrankungen des ersten Tages auf dieser Ebene.

Es kommt daher zu Asthma, Krämpfen, Zuckungen, Epilepsie. Vor allem die Lunge ist ein sehr dankbares Organ für Erkrankungen dieses Types, dennoch haben Sie oft diese Phase der Erkrankung vor sich liegen, wenn die krampfartige Überspannung vorliegt oder gelegentlich auftaucht.

Der zweite Tag

Sie erinnern sich sicher noch, dass der zweite Tag zum Gesetz des Ausgleiches gehört. Wir befinden uns also auf der Ebene des Ausgleiches im Gesetz des Ausgleiches. Hier ist die Fähigkeit des Ausgleiches am größten, sie kann sogar so groß sein, dass von einer Symptomatik nichts mehr zu spüren ist, obwohl die Erkrankung noch da ist.

Hier finden wir vor allem die Störungen der Verarbeitung. Das kann die Verarbeitung von Nahrung sein (Nahrungsmittelallergien; Unverträglichkeiten von Nahrungsmitteln) oder die Verarbeitung von Gefühlen wie Kummer, Sorge usw. oder die mangelhafte Verarbeitung von Eindrücken oder geistigen Inhalten.

Als äußerer Ausdruck dieser Verarbeitungsstörung kommt es zu Transportstaus, weil sich zu viele Schlackenstoffe angesammelt haben, eben die Reste der Dinge, die nicht verarbeitet werden konnten.

Daher kommt es in den meisten Fällen zu Lymphknotenschwellungen, Lymphstaus usw., weil der Körper vieles über das Lymphsystem transportiert. Stauen sich die Schlacken, passiert etwas Ähnliches wie wenn die Müllabfuhr streikt, es kommt zu Müllhalden auf den Straßen, die im Organismus von Lymphknotenschwellungen begleitet sind.

Auch die Steuerungsinstanzen des Körper finden hier ihren Ausdruck. Es kann zu Störungen des hormonellen Systems kommen, des Kreislaufes, der Menstruation, um nur einige Beispiele aufzuzählen.

Der dritte Tag

Der dritte Tag wird regiert vom Gesetz der Abstoßung. Wir befinden uns noch immer auf der Ebene des Ausgleiches.

Wir haben im vorigen Abschnitt beschrieben, was passiert, wenn die Müllabfuhr nicht mehr arbeitet. Im Gesetz der Abstoßung bedeutet dies, Abbau von Müll – Recycling.

Diese Position ist also unsere Recyclestation.

Jetzt wird Ihnen vielleicht die Frage in den Kopf kommen, wie der Körper das macht?

Verbrennung hat nicht funktioniert, Verstoffwechselung ging auch nicht mehr (2. Tag), also wird kompostiert.

Und dafür braucht der Körper wie Ihr Komposthaufen, eine Menge Mikroorganismen.

Würmer, Pilze usw. Hier findet sich also die Brutstätte der meisten Mikroorganismen.

Bedauerlich, wenn diese nützlichen Tierchen durch Antibiotika in eine verfrühte Inkarnationsspirale entsendet werden. Aber das geschieht sehr oft, mit dem Effekt, dass der Müll liegen bleibt.

Sie ahnen es schon, die Symptome dieser Position sind Bakterien, Würmer, Pilze, Viren.

Kaum eine Ebene hat so viel mit Infektionen zu tun wie diese. Denken Sie daran dass viele Antibiotika ebenfalls Pilzprodukte sind, das heißt, sie tauschen einen Parasiten gegen einen anderen.

Ob das so günstig ist?

Die Kombination der drei Tage

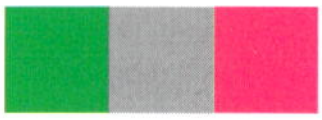

Eine Kombination der Beschwerden aller drei Tage finden Sie außerordentlich selten. Normalerweise ist die Verlaufsrichtung der Heilung vom dritten Tag direkt zum ersten Tag, wenn das nicht gelingt, vom dritten Tag über den zweiten Tag zum ersten Tag.

Der zweite Tag zeigt nicht ein so strenges Muster, weil er als Schaltstelle im Organismus funktioniert, und als Schaltstelle in jede Postion springen kann.

Wenn Sie eine Erkrankung des zweiten Tages auf der zweiten Ebene haben, können Sie nie vor Überraschungen sicher sein.

3.4 Die dritte Ebene

Hat der Organismus es nicht geschafft, mit den ihm zur Verfügung stehenden Möglichkeiten entweder auszuscheiden oder zu verstoffwechseln, das heißt es ist nicht gelungen, die Erkrankung zu heilen, zieht er die Notbremse, und das bedeutet meist nichts Gutes.

Um der Erkrankung nicht zu viel Raum im gesundheitlichen Leben des Menschen zu gewähren, schafft der Organismus Depots, die er aus der Steuerung des Organismus entfernt.

Er legt die Erkrankung sozusagen »auf Halde« und kappt die Wege, die dorthin führen.

Das führt zu einer gewissen Form der Autonomie.

Sie können sich vorstellen, dass diese Möglichkeit nicht gerade eine elegante Lösung darstellt, aber in gewissen Momenten ist es die einzig Mögliche.

Der erste Tag

Der erste Tag steht unter dem Gesetz der Anziehung. Wir befinden uns auf der Ebene der Abstoßung.

Mit Abstoßung ist hier der Prozess der Ausgrenzung und Kappung zu verstehen, das heißt, es liegt ein Depot, eine Müllhalde irgendwo im Organismus, gleichzeitig unterliegt sie aber nicht mehr der Steuerung des Gesamtorganismus.

Das hat zwei Konsequenzen für die Behandlung solcher Krankheiten:

1. Sie lassen sich nicht mehr so leicht über die Lebenskraft beeinflussen.
2. Sie haben ihre eigenen Gesetze, wann sie aktiv werden und wann nicht.

Zu 1.

Wenn die Erkrankung nicht mehr über die Lebenskraft zu erreichen ist, wird auch ihre Symptomatik nicht mehr durch die Lebenskraft interpretiert.

Das heißt Erkrankungen auf dieser Ebene haben eine andere Heilungssprache, als Erkrankungen auf den anderen Ebenen.

Burnett, ein großer Homöopath glaubte daher die Sprache der Arzneimittel an diese Gegebenheiten anpassen zu müssen. Er tat das, indem er viele kleine spezielle Mittel verwendete, die er niedrig oder kaum potenziert in den Organismus einschleuste. Diese Form der Therapie erinnert viel mehr an die Therapie der Schulmedizin, als die sonst zur Beeinflussung der Lebenskraft eingesetzte Homöopathie.

Belohnt wurde dieser Ansatz durch großartige Heil-Erfolge.

Zu 2.

Normalerweise suchen wir gerne nach dem Auslöser einer Erkrankung, weil, wenn wir den erkannt haben, die Heilung viel einfacher vonstatten geht.

Dieser Auslöser ist auf der Ebene der Abstoßung aber vollkommen irrelevant.

Die Erkrankung aktiviert sich wann und wo sie will, ohne durch Stress oder Liebeskummer getriggert zu werden.

Die gesamte Ebene der Abstoßung scheint vom Erleben des Menschen entkoppelt.

* * *

Am ersten Tag (Gesetz der Anziehung) bedeutet dies, dass das Krankheitsgeschehen (Depot) immer größer wird. Wir haben hier vor allem Tumorwachstum und Warzen.

Der zweite Tag

Der zweite Tag untersteht dem Gesetz des Ausgleiches. Wir befinden uns auf der Ebene der Abstoßung. Diese Stelle ist ein wenig komplizierter, weshalb wir sie zum besseren Verständnis vereinfacht haben.

Aber um diese Stelle besser therapieren können. brauchen wir ein klein wenig mehr Verständnis.

Wir haben etwas künstlich vereinfacht, was eigentlich aus zwei Positionen besteht:

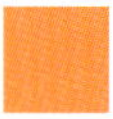

Warum ist die Unterscheidung wichtig?

Weil in beiden Positionen zwar die gleichen Kräfte wirken, sie aber eine unterschiedliche Funktion haben.

Im einen Fall dienen Sie als Trennung ■.

Im anderen Fall als Verschmelzung ■.

Dienen sie als Trennung, werden Steine produziert. Alle Gallen-, Nieren-, Blasensteine gehören zu dieser Position.

Dienen sie als Verschmelzung, werden Krebserkrankungen produziert.

Das ist doch ein einleuchtender Unterschied, oder?

Der dritte Tag

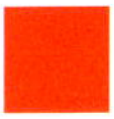

Der dritte Tag untersteht wieder dem Gesetz der Abstoßung. Wir befinden uns auf der Ebene der Abstoßung.

Und Abstoßung mal Abstoßung ist ein sehr gefährliches Unterfangen.

Im Normalfall, wenn diese Position allein aktiv wäre, würde sie den Organismus in maximal drei Tagen töten.

Dann können wir aber nicht von einer chronischen Krankheit sprechen.

Der Organismus hat sich also entschlossen, diese Position doch nicht ganz alleine zu lassen, weil sie viel zu heikel ist.

Da wir uns auf der Ebene der Abstoßung befinden, wo der Organismus freiwillig den Zugriff aufgegeben hat, ist ein direkter Heilungszugang nicht mehr möglich.

Daher kleidet der Organismus Erkrankungen dieser Position in seine eigene Heilsprache, um aus dem akuten Geschehen ein chronisches zu machen.

Daher sind die Erscheinungen dieser Position sehr vielgestaltig, aber sehr gefährlich.

Für alle Erkrankungen dieser Position gilt:

»Berühren verboten!«

Zusammenfassung

Nehmen wir diese letzten Erkenntnisse, um unsere Grafik noch ein wenig umzugestalten, so ergibt sich folgendes Bild:

	Gesetz der Anziehung	Gesetz des Ausgleiches	Gesetz der Abstoßung
Ebene der Abstoßung	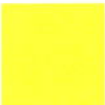	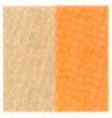	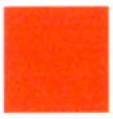
Ebene des Ausgleiches			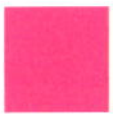
Ebene der Anziehung			

4 Die Heilung chronischer Krankheiten

Nachdem wir dem Weg einer chronischen Krankheit bis zur Bildung einer Krebserkrankung gefolgt sind, sollten wir uns der Frage nähern, wie chronische Krankheiten geheilt werden können.

Vereinfacht haben wir den Weg einer einfachen chronischen Krankheit verfolgt, doch eine chronische Krankheit beginnt oft nicht einfach, weil sie schon in einer bestimmten Tiefe das erste Mal auftaucht, da chronische Erkrankungen, oder die Anlage dafür, oft angeboren sind.

Des weiteren werden chronische Krankheiten auch noch durch die arzneiliche oder operative Therapie modifiziert, was wiederum zu Komplikationen führen kann.

Aus diesem Grunde spielt neben der Behandlung der echten chronischen Krankheit auch die Behandlung der Arzneikrankheit oder von Operationsfolgen eine wichtige Rolle.

An dieser Stelle sollten uns jedoch die Prinzipien interessieren, wie chronische Krankheiten dauerhaft geheilt werden können.

Dazu ist es wichtig, den Weg zu verstehen, den eine Erkrankung nimmt, wenn sie immer schlimmer wird, denn die Heilung läuft oft entgegengesetzt ab.

Das Gesetz der Anziehung

Generell betrachtet spielt das Gesetz der Anziehung die größte Rolle bei der Behandlung chronischer Krankheiten.

Es dient dem Organismus wie eine Zugsalbe, die die Krankheit aus dem Körper zieht.

Aus dem Grunde ist die Position, wo das Gesetz der Anziehung auf die Ebene der Anziehung trifft die Bedeutsamste, und der Organismus wird, sofern er die Kraft dazu hat, diese Position unbedingt nutzen, um Krankheit zu verbrennen.

Das heißt er wird versuchen, ein Fieber zu entfachen, das charakteristisch für diese Position ist.

Ein gesundes Zeichen ist es daher, wenn der Körper Fieber produzieren kann, was viele chronisch Kranke nicht mehr können.

Die zweitwichtigste Rolle spielt die Ebene der Anziehung, die die Aufgabe hat die Krankheit aus dem Körper zu ziehen, um sie dann auszuscheiden.

Für diesen Ausscheidungsprozess muss der Organismus allerdings in das Gesetz der Abstoßung schalten, damit die Schadstoffe über die Haut ausgeschieden werden können. Die Haut ist das einzige Organ, dass direkt mit der Welt in Berührung steht.

Bleibt dieses Gesetz der Abstoßung zu lange aktiv, kann es andere Bereiche, die mit dem Gesetz der Abstoßung in Resonanz treten aktivieren, was wiederum nicht so gut für den Organismus wäre.

Das Gesetz des Ausgleiches

Nach dem Gesetz der Anziehung spielt das Gesetz des Ausgleiches eine wichtige Rolle. Hier findet die Verarbeitung statt, und ist diese gestört, kann sich eine chronische Krankheit sehr leicht aufbauen.

Daher ist nach der Heilung einer chronischen Krankheit unbedingt auf die graue Position zu achten, denn sobald sich zeigen sollte, dass ein Organismus etwas nicht verarbeiten kann, kann es auch bald zu dem erneuten Aufbau einer chronischen Krankheit kommen.

Daher sind auch nach der Heilung einer chronischen Krankheit regelmäßige Besuch bei Ihrem Therapeuten empfehlenswert.

Das Gesetz der Abstoßung

Hier verbirgt sich die chronische Krankheit, die am schwersten zu heilen ist, die Position des Gesetzes der Abstoßung auf der Ebene der Abstoßung. Hier dürfen die wenigsten Fehler passieren, weil der Organismus sofort auf jede Aktion eine Gegen-Aktion in Gang setzt, die unter Umständen fatale Konsequenzen zeitigt.

Schauen wir uns noch einmal grafisch die Positionen an, die wir gerade besprochen haben.

	Gesetz der Anziehung	Gesetz des Ausgleiches	Gesetz der Abstoßung
Ebene der Abstoßung			
Ebene des Ausgleiches			
Ebene der Anziehung			

Jetzt könnte der Verdacht bei Ihnen entstehen, dass diese Verteilung auch dem häufigsten Heilungsverlauf entsprechen würde, das ist aber leider nicht richtig.

Den häufigsten Heilungsverlauf finden Sie in folgender Abbildung:

	Gesetz der Anziehung	Gesetz des Ausgleiches	Gesetz der Abstoßung
Ebene der Abstoßung			
Eben des Ausgleiches			
Ebene der Anziehung			

Der Heilungsweg verläuft, wie Sie richtig vermuten, von rechts nach links und von oben nach unten.

Sie sehen wie wichtig auch hier das Gesetz der Anziehung ist, da es drei Positionen des hauptsächlichen Heilungsweges beherbergt und den Weg von der roten Krankheit zur gelben bahnt.

Neben diesem hauptsächlichen Heilungsweg gibt es noch einige andere, die sehr viel seltener sind als der beschriebene.

Wenn Sie also ein grundsätzliches Verständnis für die Heilung chronischer Krankheiten entwickeln wollen, reicht es, diesen Weg zu verstehen.

Wie aber läuft diese Arbeit jetzt praktisch ab?

Dazu haben wir zwei Werkzeuge geschaffen, die sehr hilfreich sein können, da beide Werkzeuge Ihnen helfen sollen, die Heilungssprache des Organismus zu entziffern.

Das erste Werkzeug nennt sich *Miasmatisches Taschenbuch 2007.*[2]

Das andere Werkzeug *Miasmatische Repertorisation.*[3]

Beide Werke zusammen sollen Ihnen helfen, die Heilungssprache des Organismus aufzudecken.

Das miasmatische Taschenbuch 2007

Dieses Werk ist eine Art Wörterbuch. In ihm stehen viele Themen, die Sie für die Heilung chronischer Krankheiten nutzen können. Jedes Thema listet dann die Arzneimittel auf, die zu diesem Thema passen. Diese Konstellation aus Thema und Mittel nennt man Rubrik.

Bei der Behandlung chronischer Krankheiten ist es wichtig, drei Zeichen der chronischen Krankheit miteinander zu kombinieren, damit ein sinnvolles Heilmittel herauskommt. Dieses Nutzen der Zeichen in Form von Rubriken nennt man Repertorisation.

Wir werden das gleich anhand einiger Beispiele durchspielen.

Die miasmatische Repertorisation

Die miasmatische Repertorisation hilft Ihnen, die Position der Erkrankung zu entschlüsseln. Dazu wurden die Arzneimittel mit einer Farbe versehen, die ihre Position in der bekannten Grafik widerspiegelt.

Manche Arzneien, die wir noch nicht so gut kennen gelernt haben, sind mit mehreren Farben versehen, weil wir uns noch nicht ganz schlüssig sind, wo dieses Mittel genau eingesetzt werden kann.

Ganz neue Mittel zeigen alle Farben, weil wir diese Mittel erst noch kennen lernen müssen.

Doch jetzt ein paar praktische Beispiele:

4.1 Fall 1 a:

»Er ist viel zu klein!«

»Er ist viel zu schwach!«

»Wir wissen nicht ob er überleben wird!«

»Was hat er da für ein seltsames Mal auf seinem Fuß?«

Erinneren Sie sich noch an diese Stelle? Sie steht am Anfang dieses Buches.

Was hätten wir damals für mich tun können?

Im ersten Satz wird ausgesagt, dass ich klein bin, dazu verwenden wir die Rubrik:

Klein; kleinwüchsig; kleiner

acon., agar., aur., *bar-c.*, berb., cact., *calc.*, carb-s., carb-v., carl., chorion., cob., croc., cycl., epiph., euphr., fl-ac., glon., graph., hyos., *hypoph.*, kreos., *med.*, merc., naja., nat-c., nat-m., nat-s., nux-m., nux-v., ol-j., plat., sabad., sil., stram., sulph., *syph.*, tab., thuj., thyr., tub., vip., zinc.

Der nächste Satz betont die Schwäche:

Schwäche; schwächlich; schwach; matt; kraftlos; lustlos; schlaff

abrot., aeth., agar., ail., alet., alum., ambr., am-valer., anac., *ant-t.*, aq-mar., ARS., *bapt.*, brach., *calc-p.*, CARB-V., cob., cocc., con., cor-r., crot-h., cupr., cyn-d., dicha., dig., dios., echi., epil., ferr-a., ferr-cy., GELS., graph., ham., helon., *ign.*, ins., iod., ip., iris., *kali-c.*, kali-hp., kali-p., lac-c., lach., lith-m., *lyc.*, macro-s., mag-c., *merc.*, merc-c., merc-cy., merc-d., *mur-ac.*, nat-ns., nicc., *nux-v.*, ol-j., PHOS., *ph-ac.*, pic-ac., pimp., pyrog., *sel.*, sep., sil., solid., spong., sulph., sul-i., syph., tab., ter., thyr., tub., VERAT., zinc-o.

Jetzt kreuzen wir die beiden Rubriken, um die Anzahl der Mittel zu reduzieren:

agar., carb-v., graph., merc., nux-v., ol-j., sil., sulph., syph., tab., thyr., tub.

Ich bin vom Tode bedroht (an dieser Stelle führe ich gleich den Reduktionsschritt durch, um schneller zu einem Mittel zu kommen):

Tod; Töten; getötet werden; Mörder; Tote; Leichen; Todesangst; tödlich; Sterblichkeit; sterben

graph., nux-v., syph.

Sie sehen, nach nur drei Schritten haben wir eine überschaubare Anzahl von Arzneimitteln, die wir jetzt interpretieren können.

Graphites (graph.) ist ein Mittel für die ■-Krankheit. Was Sie noch nicht wissen, ist, dass sich die ■-Krankheit über die ■-Krankheit und die ■-Krankheit ausheilt.

Syphilinum (syph.) ist ein Beispiel für die ■-Krankheit und zwar für die ererbte Form.

Nux vomica (nux-v.) taucht oft da auf, wo wir Arzneikrankheiten zu behandeln haben.

Die Deutung dieser Repertorisation ist also:

Der kleine Knabe leidet unter einer ■-Krankheit, die sich wahrscheinlich über eine ■-Krankheit ausheilen wird, allerdings gibt es dort auch eine erbliche Belastung, sodass wir vorsichtig sein müssen. Arzneien wurden auch schon gegeben, weshalb unter Umständen die Arzneikrankheit berücksichtigt werden müsste.

Ist das für Sie verständlich?

Gehen wir zur nächsten Episode meiner Geschichte.

4.2 Fall 1 b:

Es zieht schrecklich. Stimmen waren überall. Die Ohrenschmerzen waren unerträglich. Ich wimmerte vor mich hin, versuchte einzuschlafen, doch es gelang mir nicht.

Wenn nur nicht diese Kälte wäre, und diese Stimmen!

Die Tür öffnete sich: »Wie geht es Dir?«, fragte sie.

»Schlecht, wann hört das endlich auf?«

»Ich weiß es auch nicht. Versuch ein bisschen zu schlafen.«

Sie gab mir noch ein wenig von dem eklig schmeckenden Saft.

Die Tür schloss sich wieder.

Wieder allein in der Kälte. Laute Stimmen an meinem Ohr, die klirrend klangen. Ich versuchte mich einzumummeln, damit die Kälte mich nicht erreichen konnte.

So kalt. So laut.

Ich schlief ein.

Hier erkennen wir wieder einige Elemente.

Wir haben einen Jungen (mich), der Ohrenschmerzen hat und Zugluft nicht vertragen kann.

Versuchen wir das einmal im miasmatischen Taschenbuch zu finden:

Ohrenschmerzen

acon., agar., *all-c.*, apis., *bell.*, caps., *cham.*, chin., cimic., cycl., dulc., gels., guaj., hep., kali-s., *mag-p.*, merc., petr., plat., *puls.*, verb., zinc-o.

Zugluft schlechter; Abneigung

acon., BELL., caps., cham., *chin.*, *hep.*, *mag-p.*, *merc.*, puls., verb.

Dann, so lesen wir, machen dem Jungen die Stimmen zu schaffen:

Sprache; Sprechen; Reden; Gespräche; Konversation; andere sprechen hören; Sprecher; Redner; Sänger schlechter

acon., cham., chin., merc., puls.

Auch an dieser Stelle, können wir die Sprache der Krankheit bereits interpretieren.

Aconitun (acon.) ist ein Mittel für die ■-Phase.

Chamomilla (cham.) gehört zur ■-Phase.

China (chin.) gehört zur ■-Phase.

Mercurius solubilis (hier war es Mercurius aceticus) (merc.) gehört zur ■-Phase.

Pulsatilla (puls.) gehört zur ■-Phase.

Wie ist das jetzt zu interpretieren?

Denken wir an das Geschehen, was wir vorhin besprochen haben und versuchen dort logisch nachzuhaken.

Wir haben gehört, dass die ■-Phase sich über ■ und ■ ausheilen kann. Das heißt wir sollten beide Farben in dieser Folge-Repertorisation finden.

Hier werden die beiden Farben von Chamomilla und Mercurius repräsentiert.

Es kann sich also um einen Ausheilungsversuch der ■-Phase handeln, oder um eine echte akute Erkrankung (acon.)

Die weiteren Farben helfen uns da ein wenig weiter.

Die ■-Phase kann sich auch über die ■-Phase ausheilen.

Das heißt, dass beide Wege gegangen werden können, was oft ein Zeichen dafür ist, dass die ■-Phase aktiv ist.

Ein anderes Zeichen ist das Auftreten der ■-Phase, die oft als Mitreaktion ebenfalls aufflammt.

Alle Zeichen dieser Verteilung lassen darauf schließen, dass der Organismus versucht hat die ■-Phase auszuheilen und es zu einer Verschiebung auf die ■-Phase gekommen ist.

Hier sollten wir weiterarbeiten.

Ist das verständlich für Sie?

Schauen wir uns die nächste Sequenz meines Lebens an.

4.3 Fall 1 c:

> *Das Schlucken ist unsagbar schmerzhaft. Ich pule ein Loch in die Tapete, um mich abzulenken. Das Fieber lässt alles um mich her in einem Nebel erscheinen. Ich möchte trinken, aber das Schlucken fällt mir schwer. Vor allem wenn ich geschlafen habe, ist das Schlucken eine Qual. Der erste Schluck ist, als würde ich über Messer schlucken müssen. Ich versuche ihn zu vermeiden, den ersten Schluck, aber er lässt sich nicht unendlich hinauszögern.*
>
> *Jetzt! Ich könnte schreien vor Schmerz, aber das würde es nur noch schlimmer machen. Stattdessen steigen mir die Tränen in die Augen.*
>
> *Wann ist das endlich vorbei?*

Im ersten Satz wird ein schmerzhaftes Schlucken erwähnt. In der Sprache des miasmatischen Taschenbuches heißt dieses Symptom:

Schlucken schlechter; schmerzhaftes Schlucken; schwierig

am-c., amygd., anac., apis., arg-n., arum-t., bar-c., bry., caust., chin., form., *gels.*, *hep.*, hyos, kali-c., kali-i., lac-c., lac-v-f., lacer., merc., *nit-ac.*, phyt., rhus-t., sulph., *sul-ac.*

Das Schlucken ist vor allem nach dem Schlaf besonders stark verschlechtert:

Schlaf schlechter; Abneigung

am-c., arg-n., bry., caust., lac-c., merc., nit-ac., *sulph.*

Dann haben wir das Symptom des Schreiens, das alles nur noch schlechter machen würde. Im Miasmatischen Taschenbuch 2007 gibt es keine Rubrik »Schreien schlechter«, weshalb wir die Rubrik »Schreien« verwenden, die auch die Verbesserung und Verschlechterung beinhaltet.

Schreien

syph.

Es gibt an dieser Stelle keine Übereinstimmung mehr, daher schauen wir uns die einzelnen Mittel genauer an.

Wir sehen im letzten Repertorisationsschritt 6 Mittel, die einen Anteil an der ■-Phase haben (am-c., arg-n., caust., lac-c., merc., nit-ac.)

Drei Mittel, die Anteile an der ■-Phase haben (arg-n., bry., nit-ac.)

Ein Mittel, das Anteile an der ■-Phase hat, und ein Mittel, das zur ■-Phase gehört, aber auch die Arzneikrankheit behandeln kann.

Diese Verteilung sagt uns, dass immer noch die ■-Phase aktiv ist, das Schreien zeigt uns, dass sie in ihrer ererbten Form aktiv ist, wie uns schon Fall 1 zeigte.

Obwohl die Symptomatik sich geändert hat, ist immer noch die gleiche Krankheitsphase aktiv, und es wäre jetzt wichtig, die ererbte Form zu behandeln.

Leider geschah das damals nicht, weshalb sich die Symptomatik wieder verwandelte.

4.4 Fall 1 d:

Ich bin im Urlaub, die Sonne scheint. Es ist wunderbar warm.

Im Waschraum sehe ich sie das erste Mal: Pickel.

Meine ganze Stirn ist voll davon, mein Nacken auch. Manche tun weh.

Schöner werde ich dadurch sicher nicht.

»Die Sonne holt das nur raus, mach Dir keine Sorgen.«

Doch die Sonne holte nicht nur raus. Die Pickel bleiben. Begleiten mich über Jahre, die mir wie Jahrzehnte vorkommen. Ich werde immer schüchterner, gehemmter, traue mich nicht mehr auf die Straße zu gehen.

Denke nur an den Makel auf meiner Stirn. Keiner hat das so schlimm.

Ich fühle mich wie aussätzig.

Hier befinden wir uns in einer Urlaubssituation. Normalerweise werden Beschwerden im Urlaub besser. Hier aber werden sie erst hervorgerufen.

Für das Hervorrufen im Urlaub können wir die Rubrik »Wider« verwenden, da sie anzeigt, dass das Gegenteil des Normalen passiert. Diese Rubrik ist ein Ausdruck des Gesetzes der Abstoßung, das hier aktiv zu sein scheint.

Wider; Kontra; Nein-Sager; widerlich; widrig; Widerstand; Trotz; trotz; Einschränkung; Provokation; provozierend; Weigerung; Verweigerung; nein

acon., agar., *alum.*, *anac.*, arg., arg-n., arn., ars., ascl-t., asaf., atro., bapt., bar-c., bry., bufo., calc., calc-sil., camph., cann-i., cann-s., carb-v., caust., cham., chin., chin-ar., cimic., *cina.*, cocc., crot-c., dicha., fl-ac., gall-ac., hell., HEP., hyos., iod., kali-br., kali-c., lac-c., lach., led., *mag-m.*, *merc.*, nicc., *nit-ac.*, nux-v., phos., psor., *puls.*, pyrog., scor., sil., stann., staph., stram., sulph., sul-ac., syph., TARENT., tub., valer., verat., verat-v., zinc.

Dann hören wir, dass die Sonne Ursache für die Beschwerden ist:

Sonne schlechter

acon., agar., bar-c., bry., camph., carb-v., hyos., lach., nit-ac., nux-v., phos., puls., sulph., syph.

Nimmt man das Symptom der Pickel hinzu, so erscheint folgendes Mittel:

Pusteln; Pickel

sulph.

Sulphur ist ein Mittel, das sowohl die ■-Phase der chronischen Krankheit, als auch die Arzneikrankheit heilen kann.

Aber es finden nicht nur körperliche Reaktionen statt, sondern auch psychische. Der Patient beginnt sich plötzlich aussätzig zu fühlen:

Trennung; getrennt; abgetrennt; ausgestoßen; Isolation; Lepra; Tsoraat; Aussatz

agar., merc-s-cy.

Hierin zeigt sich wieder unsere ■-Phase aktiv, denn beide Mittel gehören zu ihr.

Agaricus taucht immer wieder in den Rubriken auf, die Merkur-Verbindung, die sich hier zeigt, weist auf eine Diptherie in der Vergangenheit des Patienten hin, die oft für zu kleine Kinder verantwortlich sein kann.

Trotz erneuter Veränderung der Symptomatik ist aber immer noch die gleiche Krankheitsphase aktiv.

Wie mag die Geschichte wohl weitergehen. Im Moment scheint sich eine Phase der chronischen Krankheit festgesetzt zu haben.

4.5 Fall 1 e:

> *Es begann mit Veränderungen auf den Handinnenflächen, die man für Pilze hielt. Die Hände waren verhornt, als hätte ich schwer gearbeitet. Sie platzten immer wieder auf. Die aufgeplatzten Stellen fühlten sich wie Schnitte an.*
>
> *Erst Heilsalben, dann Pilzsalben, dann Kortison-Salben.*
>
> *Nichts half.*
>
> *Irgendwann heilten die Handflächen ab.*
>
> *Im Praktikum begann ich dann zu zittern. Ich schaffte es nicht, die Flüssigkeit in die Reagenzgläser zu träufeln.*
>
> *Jemand anderes musste es für mich machen.*
>
> *Auch wenn ich meine Hand mit der anderen festhielt, konnte ich das Zittern nicht verhindern. Mein Vater hat so eine ruhige Hand, und ich zittere wie Espenlaub.*
>
> *Ein Chirurg schlug mir vor, einen Teil der Nerven rauszunehmen, »dann wird das schon wieder«.*
>
> *Operation an meinen Nerven?*
>
> *Niemals!*
>
> *Mein Großvater war Alkoholiker, der zitterte auch immer so.*
>
> *Ob das etwas damit zu tun hat?*

Beginnen wir auch hier mit dem Anfang.

Wir haben eine Lokalisation:

Hand; Hände

atha., aur-c., bar-c., berb., bism., bov., carb-ac., carb-v., cop., *crot-t.*, *graph.*, lol., lyc., meny., merc., mez., nux-v., *petr.*, pix., prim-o., puls., rhus-d., sel., ter., tet., zinc.

Handflächen

anac., anag., ars., bufo., corh., elaps., gad., gink-b., ran-b., sang., sel., spig., sulph., tub-a., x-ray.

und eine Diagnose:

Pilzerkrankungen; Pityriasis; Candida; Fußpilz; Mykosen; Actinomykose; Tinea; Trichophytose

ars., bar-c., carb-ac., carb-v., graph., lyc., merc., mez., puls.

Die Empfindung von Schnitten:

Schneiden; schneidend; Schnitt

lyc., merc.

Lycopodium gehört zur ■-Phase der chronischen Erkrankung, Merkurius kennen Sie mittlerweile, gehört zur ■-Phase.

Wir sehen hier wieder die ■-Phase der chronischen Krankheit aktiv, die sich über die ■-Phase auszuheilen versucht.

Es hat sich also nichts Wesentliches geändert.

Die Geschichte geht ja noch weiter und rein aus Neugier versuchen wir auch die Fragen, die gestellt wurden zu beantworten.

Es zeigte sich ein Zittern:

Zittern; Tremor

merc.

Der Großvater war Alkoholiker:

Alkoholismus; Trunksucht; Trunkenheit

– **hereditär** *syph.*

Hier taucht sie wieder auf, die Erbbelastung mit der ■-Phase der chronischen Krankheit.

Sie sehen, auch diese Symptome zeigen die gleichen Mittel, die gleiche Phase der chronischen Krankheit.

Es ändert sich einfach nichts.

Das ist die Erkenntnis, zu der auch Samuel Hahnemann, der Begründer der Homöopathie, gekommen ist.

Unbehandelt heilen chronische Krankheiten nicht von alleine aus.

Was geschieht jetzt mit der chronischen Krankheit, wenn man sie behandelt.

Ändert sich jetzt etwas?

4.6 Fall 1 f:

Ich bin unglaublich verliebt.

Der erste gemeinsame Urlaub – wird zur Katastrophe.

Emotional, finanziell, und für die Liebe ein Aus.

Am Ende bin ich froh, dass ich wieder nach Hause darf. Am liebsten ohne sie.

Aber ich habe ein Mitbringsel im Handgepäck, was mich einige Jahre an diesen Urlaub erinnern wird.

Eine Schuppenflechte.

Sie begann ganz harmlos. Erst juckte es am Hinterkopf und über den Augen.

Dann fing das Brustbein an.

Später kratzte ich so stark, dass es anfing zu bluten.

Als ich das erste Mal auf einem blutigen Kopfkissen aufwachte, packte mich das Entsetzen.

Die dermatologische Klinik war nicht weit. Dort erklärte man mir, dass ich Schuppenflechte hätte.

Aber das sei kein Problem, es gäbe ja Cortison.

Freudig rieb ich die Schuppenflechte damit ein, nur um am nächsten Morgen ohne Haare an dieser Stelle aufzuwachen.

Die Schuppenflechte leuchtete kreisrund und rot.

Und ich wusste, – Cortison ist keine Lösung.

Wieder tauchen in einem Urlaub Beschwerden auf. Die Rubrik »Wider« ist Ihnen sicher noch in Erinnerung.

Schauen wir uns an, was da auftaucht:

Psoriasis; Schuppenflechte

ant-c., *ars-i.,* aur., berb-a., borx., calc-f., chorion., chrys-ac., chrysar., clem., cor-r., cupr-ac., dulc., emetin., ferr-ar., fl-ac., form-ac., fum., *graph.,* kali-m., *lyc.,* mang., merc., merc-aur., meth., mez., *morg., nat-m.,* nit-ac., petr., phos., *phyt.,* psor., rad-br., ran-b., rhus-t., sanguiso., sapo., sars., *sep.,* sil., *staph.,* stry-ar., sulph., syph., teucr., thuj., thyr., tub., zea-i., zinc.

Wenn Sie sich in die Rubrik vertiefen, werden Sie unsere alten Bekannten Merkurius und Syphilinum (syph.) wieder entdecken können.

Diese Schuppenflechte wird jetzt mit Cortison behandelt, worauf an dieser Stelle alle Haare ausfallen:

Haare; Behaarung

borx., *graph.*, *lyc.*, merc., mez., *nat-m.*, nit-ac., phos., rhus-t., sil., *sulph.*, thuj.

Haarausfall; Glatze

aur., *calc-f.*, dulc., fl-ac., form-ac., *graph.*, lyc., mez., morg., *petr.*, PHOS., psor., rad-br., rhus-t., sars., sep., sil., staph., stront-c., tub., zinc.

– **stellenweise; Alopecia areata** fl-ac., graph., lyc., nat-m., phos., psor.

Ich habe an dieser Stelle verschiedene Rubriken gewählt, damit Sie die Verteilung der altbekannten Mittel noch einmal sehen können.

Als neues Element tauchen hier Fluor-Verbindungen auf, die aber ebenfalls zur ■-Phase (fl-ac.) oder ■-Phase (calc-f.) der chronischen Krankheit gezählt werden.

Begonnen hat die Erkrankung aber wieder durch die bekannten Einflüsse Urlaub und Sonne.

Hinzugekommen ist eine massive Kränkung, die wir auch repertorisieren wollen:

Kränkung; Beleidigung; beleidigt; Verdruss; Enttäuschung; Mobbing; beleidigend; Demütigung; schmollen; Schande; Schmach

aur., *bry.*, form., *gels.*, *graph.*, *lyc.*, NAT-M., nit-ac., plat., *puls.*, rumx., sil., *sulph.*, thuj., tub.

Kränkung schlechter; Abneigung

staph.

Ich habe Ihnen auch die anderen Mittel hingeschrieben, die in solch einer Situation gebraucht werden könnten, auf die ich aber im Moment nicht eingehen möchte.

Die Mittel, die mich aus dieser Situation herausgebracht haben waren Sarsaparilla und Staphysagria.

Sarsaparilla wurde mir von dem Homöopathen gegeben, der mich auf den Weg der Homöopathie brachte.

Er hatte keine Anamnese gemacht. Er hatte mit mir gesprochen, ein Feuer entzündet und mir einfach ein Mittel gegeben. Sie finden Sarsaparilla (sars.) in der Rubrik »Haarausfall; Glatze«.

Mit Sarsaparilla kamen meine Haare wieder.

Mit Staphysagria verschwand meine Schuppenflechte bis heute.

Mit Staphysagria wurde auch das Festhaften in der ■-Phase durchbrochen. Andere Symptome begannen, andere Krankheitsphasen.

Ich begann an die Homöopathie zu glauben, nachdem ich in der Homöopathie meine Heilung fand.

Verlassen wir meine Krankheitsgeschichte und schauen uns einige andere an, die ich erlebt habe und behandeln durfte.

4.7 Fall 2

> *Er war auf gerader Strecke direkt gegen den Baum gefahren.*
>
> *Er war direkt tot, seine Freundin hat es auf wunderbare Weise überlebt.*
>
> *»Du hättest an seiner Stelle sterben sollen«, sagte die Mutter.*
>
> *»Warum bist Du noch am Leben, und er nicht?« fragte der Vater.*
>
> *Doch am nächsten Morgen war er wieder da.*
>
> *Er kam, wie am Tage des Unfalls die Treppe herunter, wechselte die gleichen Worte mit seinen Eltern und verließ dann das Haus auf die gleiche Weise, wie an seinem Todestag.*
>
> *Er war wieder da!*

Was könnte hier der Einstieg in die Behandlung sein?

Zunächst einmal ist hier jemand gestorben, ein Familienangehöriger, ein Sohn:

Tod eines Angehörigen; eines geliebten Menschen

aur., calc., *carc.*, *caust.*, cocc., gels., *ign.*, kali-br., lach., *nat-m.*, nux-v., ph-ac., plat., staph., sulph.

Dieser Tod kam sehr plötzlich, durch einen Unfall:

Schock; schockierend; Unfall; Explosion; explosionsartig; Stoß; in Stößen Schreck; Schlag

aur., calc., *caust.*, cocc., *gels.*, *ign.*, kali-br., nat-m., nux-v., *ph-ac.*, plat., sulph.
Doch aus irgendeinem Grunde konnte dieser junge Mann nicht gehen:

Anhaften; Adhäsion; Verklebung; anhänglich; Ablagerung; fix; fixieren; fixe Idee

AUR., calc., *caust.*, ign., nux-v., sulph.

Die Symptomatik der Mutter sprach für Ignatia (ign.), was mit Erfolg gegeben wurde. Sie konnte ihren Sohn in Frieden gehen lassen,

Die Symptomatik des Vaters sprach für Aurum (aur.). Als er Aurum einnahm, blieb der Sohn für einige Tage weg. Die morgendliche Begegnung fand nicht mehr statt.

Mit aller Kraft bäumte sich der Mann dagegen auf, bis er die Wirkung des Mittels antidotiert (vernichtet) hatte und der Sohn, wie jeden Morgen die Treppe hinunterkam.

Wir verloren uns aus den Augen.

4.8 Fall 3

Sie hatte einen wunderbaren Urlaub in Spanien verbracht.

Doch als sie in Deutschland aus dem Flugzeug stieg, war ihr, als hätte sie etwas verloren.

Sie überlegte lange, was es sein könne. Sie fühlte sich leer, so ganz ohne Substanz, so, als würde ein Teil von ihr immer noch in Spanien sein.

Sie flog wieder nach Spanien. Sie fühlte sich wieder voll.

Auf dem Rückflug passierte wieder das Gleiche.

Sie fuhr mit dem Auto nach Spanien. Sie fühlte sich wieder voll.

Auf der Rückfahrt, schien es, als könne ein Teil ihrer Seele nicht die Grenze nach Deutschland passieren.

Was sollte sie nur tun?

Liest man diesen Fall, könnte man zu der Erkenntnis kommen, dass es nicht gerade ungefährlich ist Urlaub zu machen (ich selbst kann ja auch ein Liedchen davon singen).

Schauen wir, was wir für die Patientin tun können.

Zunächst einmal spürt sie diese Leere:

Leer; hohl; ausgehöhlt; innere Schwäche; flau; mulmig; weich werden; Loch; unterhöhlen; aushöhlen; sinnlos

acon., alum., arg-n., ars., asaf., bar-m., bry., calad., caps., carb-an., carc., caust., cham., *chin.*, cina., COCC., cupr., cycl., *dig.*, dulc., glon., hydr., hydr-ac., IGN., ip., kali-c., kola., lach., laur., lyc., lyss., med., murx., nat-c., nat-m., nux-v., olnd., (ped.), PHOS., PODO., ptel., PULS., rhus-t., sec., sil., SEP., STANN., staph., *sulph.*, SUL-AC., TAB., tell., thuj., vario., verat., xan.

Sie beschreibt das so, als könne ihre Seele nicht nach Deutschland folgen:

Seele; Seelenheil

ars., lach., lyc., med., puls., staph., sulph., thuj., verat.

Als wäre sie von Ihrer Seele getrennt:

Trennung; getrennt; abgetrennt; ausgestoßen; Isolation; Lepra; Tsoraat; Aussatz

thuj., verat.

Mit Thuja (thuj.) fand die Frau ihre Seele wieder.

Thuja ist ein Mittel für die ■-Phase der chronischen Krankheit.

In dieser Phase geht es neben dem Überschuss auch um Inkarnation und Exkarnation, also rein in den Körper und raus aus dem Körper. Wenn das nicht mehr so richtig funktioniert, dann ist Thuja oft ein hervorragendes Heilmittel.

Das gilt auch für kleine Babies, die leer wirken, als sei die Persönlichkeit des Kindes noch gar nicht richtig da.

Im nächsten Fall war ich gezwungen ein ähnliches Problem zu behandeln.

4.9 Fall 4

Sie hatte zwei Seelen in ihrer Brust.

Eine bewohnte ihren Körper tagsüber, die andere nachts.

Die eine Seele hatte ihren Körper von Anfang an beseelt.

Die andere war erst seit ein paar Tagen da.

Das war nach einem Unfall. Sie hatte helfen wollen. Er lag wie tot, aus seinem Wagen geschleudert auf dem Boden.

Sie konnte keine Herzschläge mehr fühlen. Keine Atmung mehr.

Sie machte, wie sie es gelernt hatte, Herzmassage und Mund- zu Mund-Beatmung.

Da war er in sie eingefahren.

Was für eine seltsame Geschichte!

In dieser Geschichte finden wir eine Art Besessenheit:

Besessenheit; Vampirismus

anac., ange., calo., cann-i., canth., hell., hydro., hyos., lach., *manc.,* op., plat., puls., sil., stram., sulph., syph., thuj., verat., zinc.

Diese Besessenheit führt zu zwei Seelen in der Brust:

Doppelt; zwei; Dualität

anac., cann-i., hyos., plat., puls., sil., *stram.,* sulph., thuj.

Es passierte nach einem Unfall:

Schock; schockierend; Unfall; Explosion; explosionsartig; Stoß; in Stößen Schreck; Schlag

anac., hyos., plat., *puls., sil.,* stram., sulph., thuj.

Schauen wir uns auch hier die Verteilung der Mittel an.

Platina (plat.) steht für die ■-Phase der chronischen Krankheit

Anacardium (anac.), Hyoscyamus (hyos.) und Thuja (thuj.) stehen für die ■-Phase der chronischen Krankheit.

Pulsatilla (puls.) und Stramonium (stram.) stehen für die ■-Phase der chronischen Krankheit.

Sulphur (sulph.) steht für die ■-Phase und Silicea (sil.) für die ■-Phase der chronischen Krankheit.

Der übliche Heilungsverlauf in diesem Fall wäre:

Platina →Anacardium und/oder Hyoscyamus und/oder Thuja →Pulsatilla und/oder Stramonium →Sulphur →Silicea.

In diesem Fall aber war Anacardium alleine ausreichend, um die Fremdbesetzung rückgängig zu machen.

* * *

Auf ähnliche Weise wurden auch die anderen chronischen Erkrankungen geheilt, die in diesem Buch vorgestellt wurden.

Experimentieren Sie einfach mit den Rubriken des Miasmatischen Taschenbuches 2007, und Sie werden erkennen können, welche Rubriken den jeweiligen Fällen unterstützend zur Seite gestanden haben.

Sollten Sie zu Übungszwecken sich weitere Fallverläufe anschauen wollen, besuchen Sie doch unser miasmatisches Internetportal auf

www.IRL.de.

5 Ausblicke

Sie sehen anhand der Ausführungen und Fallbeispiele, wie leicht es uns manchmal gelingen kann, chronische Krankheiten zu heilen. Dass es nicht immer so einfach ist, liegt sicher auf der Hand, da die Heilung chronischer Krankheiten aus der schulmedizinischen Sicht so gut wie gar nicht möglich ist.

Dennoch sollten Sie wissen, dass sie kein unheilbares Übel sind, sondern oft einem Muster folgen, das nur noch verstanden werden müsste, um es in der Praxis zu heilen. Dazu erscheint uns wichtig, die Heilsprache zu lernen, die wir in diesem kleinen Buch vorgestellt haben.

Damit die Heilsprache auf sehr einfache Weise praktisch umgesetzt werden kann, haben wir das miasmatische Taschenbuch[2] und eine einfache Anamnesetechnik[3] geschaffen.

Nutzen Sie beides, so werden Sie viele chronische Krankheiten heilen können, die normalerweise als »unheilbar« gelten.

In das **miasmatische Taschenbuch** wurde tiefes Wissen von alten und erfahrenen Homöopathen eingearbeitet und durch eigene Erfahrungen ergänzt.

In der **miasmatischen Repertorisation** ist die Struktur der Schöpfung nachgestaltet worden, wie sie von unseren Vorfahren gelehrt wurde.

Zur Vertiefung der Inhalte wurde das **miasmatische Internetportal**[1] geschaffen, damit Sie mit ihren Fragen nicht alleine stehen.

Mithilfe dieser Bücher und dem Wissen über die Struktur der Heilung chronischer Krankheiten lassen sich viele

– vielleicht auch Ihre, oder die Ihres Sohnes, Ihrer Tochter, Ihres Mannes,
Ihrer Eltern, von Verwandten, Bekannten, Patienten –

chronische Krankheiten

Einfach heilen.

Literaturverzeichnis

[1] GIENOW, Peter. *Miasmatisches Internetportal.* www.IRL.de

[2] GIENOW, Peter: *Miasmatische Schriftenreiche Band 8 – Miasmatisches Taschenbuch 2007.* Verlag Peter Irl, 2007

[3] GIENOW, Peter: *Miasmatische Schriftenreihe Band 10 – Miasmatische Repertorisation.* Verlag Peter Irl, 2007

[4] VIJAYAKAR, Dr. P.: *Die Gesetzmäßigkeit der Miasmen.* Kristina Lotz, 2004